AF588880

MANUEL

DE L'ALLAITEMENT

ET DE

L'HYGIÈNE DES ENFANS

NOUVEAU-NÉS

PAR

L. CHANDELEUX

Docteur en Médecine.

Si j'ai présenté des distinctions en apparence minutieuses, elles ne seront jugées telles en réalité que par ceux qui ignorent que les grands effets viennent souvent des petites causes.

Max-Stoll

PARIS,

VICTOR MASSON, LIBRAIRE,

Place de l'Ecole-de-Médecine.

1856.

MANUEL
DE L'ALLAITEMENT
ET DE
L'HYGIÈNE DES ENFANTS
Nouveau-nés.

Tc 31
104

MANUEL
DE L'ALLAITEMENT

ET DE

L'HYGIÈNE DES ENFANTS

NOUVEAU-NÉS

PAR

L. CHANDELUX

Docteur en Médecine.

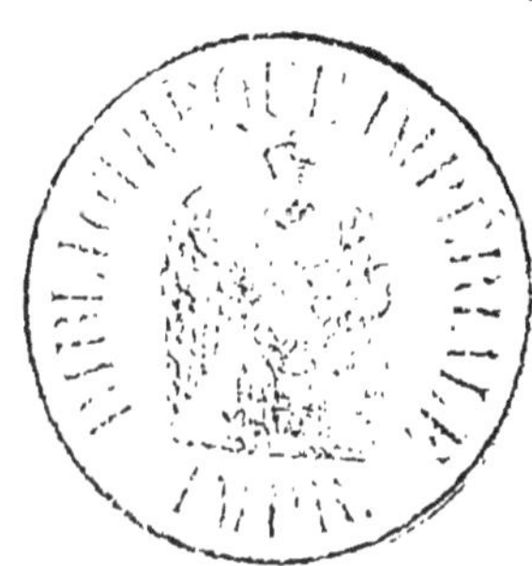

Si j'ai présenté des distinctions en apparence minutieuses, elle ne seront jugées telles en réalité que par ceux qui ignorent que les grands effets viennent souvent des petites causes.

Max-Stoll

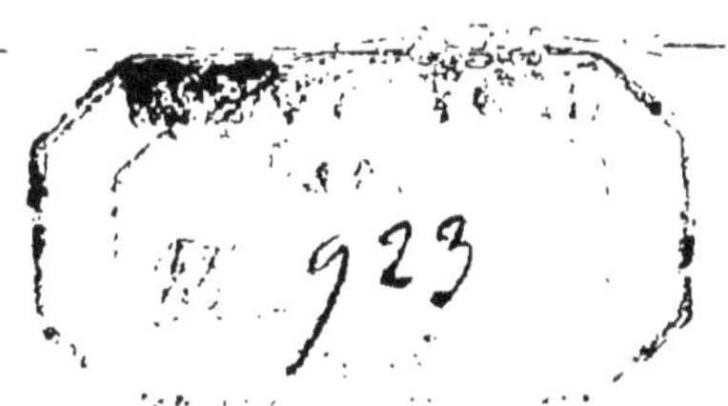

PARIS,
VICTOR MASSON, LIBRAIRE,
Place de l'Ecole-de-Médecine.

—

1856.

PRÉFACE.

S'il est souvent dangereux que les personnes étrangères à l'art de guérir, aient entre leurs mains des ouvrages de médecine traités *ex-professo*, il n'est pas moins incontestablement utile à tous d'avoir pour se guider dans les soins minutieux qu'exigent les enfants, autre chose que des livres faits par des romanciers et dictés par l'imagination plutôt que par l'étude raisonnée et consciencieuse des besoins de cet âge. On ne saurait méconnaître combien est grande, en général, l'ignorance des femmes du monde en ce qu'il leur est vraiment utile de savoir sur l'éducation physique du premier âge. L'instinct maternel qui n'écoute que la tendresse la plus vive, la sollicitude la plus dévouée suffit, je le veux bien, le plus souvent, à guider avec une certaine sagesse les premiers pas d'un enfant dans la vie : beaucoup d'enfants arrivent à bien qui n'ont eu d'autre guide que la tendresse inexpérimentée de leur mère; mais aussi, combien de fois l'excès même de cette tendresse, n'a-t-il pas excité les soucis maternels alors que rien ne devait le faire. Combien de fois certains enfants n'ont-ils pas eu à souffrir d'une trop grande prudence qui les empêchait de respirer l'air du dehors, de boire, de manger, de dormir même ; — de trop de gâterie qui les bourrait de pâtisseries et de friandises, de trop de vanité qui les couvrait de vêtements peu convenables pour leur âge, les enfermait trop dans un salon, les produisait trop dans le monde, leur donnait des nourrices trop belles et pas assez bonnes.

Combien qui, pour un peu de rhume, sont tenus couchés dans leur berceau pendant de longues journées, et gorgés de tisanes et de sirops, alors que cela est très-inopportun.

Combien qui sont laissés trop longtemps au sein de leur nourrice et dont le régime n'est pas convenable.

N'arrive-t-il pas bien souvent aussi que, si certains parents s'alarment peut-être avec trop de facilité sur un bobo insignifiant, d'autres, plus blâmables, s'inquiètent trop peu de maladies qui peuvent devenir très-graves et entraîner de très-grands dangers.

Enfin, je le répète, l'instinct maternel, trop souvent dévié par certaines exigences de société ou de mode, est insuffisant pour présider à l'hygiène de l'enfance, pour en comprendre les besoins et y satisfaire d'une manière convenable.

Certes, les livres traitant de cette matière ne sont point rares, pas plus que ceux traitant de tout autre sujet, et ce serait une étrange prétention de vouloir, à l'époque où nous vivons, faire, sur quelque sujet que ce soit et particulièrement sur celui-ci, un livre complétement neuf, soit par la forme, soit par le fond. Depuis plus de trois mille ans qu'il y a des hommes, et qui pensent, comme le disait Labruyère, tout a bien été dit; mais que de bonnes pensées, que de savantes et nobles idées qui dorment dans la poussière des bibliothèques, ensevelies dans d'énormes volumes auxquels il est interdit aux mères de famille de toucher; ou bien encore, quelle est celle, quel est celui, devrais-je dire, qui se hasarderait à chercher dans des livres (où abondent les termes et les digressions scienfiques, que les auteurs les plus modestes se complaisent à étaler sous les yeux de leurs lecteurs, quels qu'ils doivent être), quelques conseils usuels, pratiques, donnés en langage vulgaire? Comment saurait-il les trouver, dans des travaux auxquels ses études ne l'ont point initié?

Voici donc quel est le but de ce manuel.

Réunir, en deux petits volumes séparés, d'abord ce qu'il importe à une mère de savoir, sur l'allaitement, sur les nourrices, sur l'hygiène, ou, si l'on veut, les besoins de l'enfant en nourrice.

Dans le second volume, nous donnerons quelques indications sur les maladies les plus communes des enfants en bas âge, sur celles qui réclament impérieusement la présence du médecin, sur celles où l'on peut attendre. J'ai pensé qu'il serait utile de joindre, à quelques notions sur la variole, la vaccine et les principales maladies de la peau, des figures qui en représenteraient la forme et la physionomie. Enfin, on trouvera les formules des remèdes simples que l'on peut employer soi-même sans inconvénient, et le catalogue des médicaments qu'une mère de famille doit toujours avoir et emporter avec elle lorsqu'elle part pour la campagne, où il est souvent très-difficile de se les procurer, lorsqu'on est loin d'un médecin ou d'une pharmacie. On trouvera sans doute que ce programme est incomplet; j'ai dit plus haut quels étaient les motifs qui m'avaient fait restreindre de la sorte le cadre de ce petit ouvrage. J'ai voulu écrire en un petit nombre de pages mises à la portée de tous ce que j'ai pensé devoir plus particulièrement être utile aux pères et aux mères de famille.

J'ai puisé dans les auteurs les plus compétents sur la matière, leurs meilleures idées et leurs meilleurs conseils; mais je n'ai pas cru devoir, à chaque fois, citer les noms et les ouvrages, et cela, parce que la clarté et la concision, qui font le plus grand mérite des livres du genre de celui-ci, eussent considérablement souffert de la présence incessante de citations, suivies de noms propres. On trouvera, mentionnés un peu plus loin, les *Traités de l'éducation physique de l'Enfance*, qui m'ont le plus servi à rédiger ce *Manuel*. J'ai joint à celles des autres les observations qui m'ont été suggérées, soit pendant que j'étais attaché à l'hôpital des Enfants, à Paris, soit pendant une pratique, déjà assez longue, dans la clientèle privée et comme médecin des enfants trouvés.

S'il résulte de ce travail quelque utilité pour les mères auxquèlles il est destiné, j'aurai atteint mon but.

Nous donnons ici, pour n'y plus revenir, les noms des principaux auteurs que nous avons dû consulter :

VAN SWIETTEN. — *Commentaires de Boerhaave.*

BRACHET. — *Traité des Convulsions*, ouvrage couronné et rempli d'aperçus savants et originaux.

RICHARD-DE-NANCY. — *Traité sur l'Education physique des enfants*, un des ouvrages les mieux faits sur l'éducation physique de l'enfance, et d'un fort bon style.

DONNÉ. ——————— *Conseils aux Mères. — Recherches sur le lait*, traité justement considéré et très-répandu.

BARRIER. ——————— *Traité des Maladies de l'enfance*, en deux forts volumes.

RILLIET et BARTHEZ. —— *Traité clinique et pratique des maladies des enfants*, 3 vol.

BÉCLARD. ——————— *Hygiène de la première enfance.*

BOUCHUT. ——————— *Manuel des Maladies des enfants nouveaux-nés.*

ROSEN. ——————— *Maladie des enfants.*

De nombreux *Traités d'Accouchements*, et, parmi eux, ceux de Baudelocque, Moreau, Chailly, Cazeaux, etc., et les articles *Lait*, *Lactation*, *Nouveau-Né* de MM. Désormeaux et Dubois; du *Dictionnaire*, en 30 vol., etc., etc.

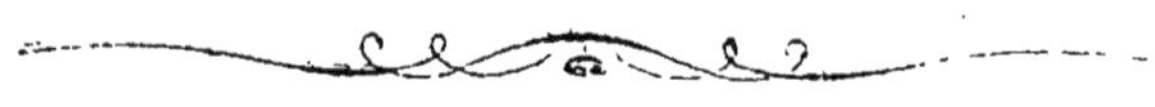

CHAPITRE I.

De quelques soins qu'il faut prendre aussitôt après la naissance.

Quoique les indications qui suivent, et qui ont trait aux premiers soins que l'accoucheur donne à l'enfant qui vient de naître, ne doivent pas avoir une grande utilité pratique pour les parents, j'ai pensé qu'il serait intéressant pour eux de se rendre compte de ce qui se passe immédiatement après la naissance.

Ces quelques notions pourraient aussi, au besoin, profiter aux personnes étrangères à la médecine dans les circonstances, très-rares à la vérité, où elles se trouveraient près d'une femme qui viendrait à accoucher à l'improviste, sans sage-femme ou sans accoucheur.

Dès que l'enfant est sorti du sein de sa mère, l'accoucheur le prend dans ses mains et coupe le cordon ombilical qui unit le petit à l'arrière-faix, à six ou sept travers de doigts de l'ombilic; cette petite opération se fait à l'aide de ciseaux ou de tout autre instrument tranchant. Cela fait, il pince légèrement le cordon avec le pouce et l'index de la main droite, et il place les autres doigts sous le siége ; de la main gauche il soutient la tête et les épaules, et il porte ainsi l'enfant sur les genoux de la garde ou sur une table recouverte d'un coussin et d'un linge, et placée près d'un feu flambant, mais peu intense. Puis, après s'être assuré que la face du nouveau-né n'est pas violacée et bouffie, et que la respiration se fait bien, il lie le cordon à environ deux pouces du nombril. Si la figure était au contraire congestionnée et rouge, il faudrait laisser couler un peu de sang par le cordon ; dans le cas encore où ce dernier serait gras et volumineux, il importerait d'exprimer par la pression une partie de la sérosité qui le gonfle, afin que la ligature ne tombât pas d'elle-même quand il serait revenu à des dimensions plus petites. La ligature n'a pas, du reste, une bien grande importance pour beaucoup d'enfants, qui ne ressentiraient aucun inconvénient de son absence; mais il suffit qu'on ait vu des enfants mourir à la suite d'hémorrhagies se faisant par le cordon ombilical, pour que la ligature soit toujours appliquée avec soin. Elle se fait à l'aide d'un cordonnet de huit à dix pouces de longueur, composé de quelques brins de gros fil.

Cela fait, il faut nettoyer l'enfant, qui est recouvert d'une couche d'humeur épaisse, de sang et d'autres impuretés, avant de l'habiller. A cet effet, on peut le frotter d'un jaune d'œuf qui rend le cérumen susceptible d'être ensuite facilement délayé dans l'eau, puis on plonge l'enfant dans un bain d'eau tiède préparé à l'avance, et d'une température de trente degrés; avec la main ou une éponge on fait tomber tout ce qui salit le corps, et on l'essuie bien avec un linge légèrement chauffé. Quelques personnes préfèrent laver l'enfant avec de l'eau tiède mêlée de vin, cela est sans inconvénient.

Il faut nettoyer avec soin les aisselles, les plis des aines et les parties sexuelles, chez les petites filles, où cet enduit est plus abondant et plus susceptible de produire des excoriations ; il faut se garder cependant de frotter longtemps avec un linge, car on irriterait la peau, qui deviendrait alors comme érésipélateuse en tous ces endroits.

On reporte ensuite l'enfant sur les genoux de la garde, et l'accoucheur s'assure qu'il est bien conformé, qu'il ne présente rien d'extraordinaire, et qu'il n'existe pas de hernie ; puis prend une compresse de linge fin et de forme carrée, dans laquelle il fait un trou et qu'il fend d'un côté, depuis ce trou, jusqu'au bord, et, après l'avoir enduite d'un peu de beurre près de l'échancrure, sur les deux faces, pour qu'elle ne s'attache ni à l'ombilic, ni au cordon, il place le cordon ombilical dans cette échancrure ; la partie intacte de la compresse étant tournée vers la poitrine, il renverse sur elle et en haut le cordon, et le recouvre en croisant sur lui les deux moitiés inférieures de la compresse qu'il a fendue ; il place le tout à la partie gauche de l'abdomen et recouvre ce petit appareil d'une compresse plus large que la première, qu'il assujétit par deux tours de bande faits autour du corps. La bande doit être large de quatre doigts.

On vêtit ensuite l'enfant dont on avait déjà couvert la tête, les bras et la poitrine avant d'envelopper le cordon. Ce premier vêtement doit être souple et chaud, mais cependant moins dans les grandes chaleurs qu'en hiver : il se compose d'une petite brassière en laine, garnie d'une chemisette souple que l'on fixe par derrière avec des épingles, puis, d'un lange de toile et d'un autre en laine ou en coton, qui prend sous les aisselles et descend jusqu'aux pieds; en en relève l'excédant au-devant des jambes, et on assujettit le tout avec des épingles.

L'enfant peut se passer de nourriture le premier jour, pendant lequel on lui fait avaler quelques cuillerées d'eau sucrée tiède ou miellée, ce qui facilite l'expulsion du méconium (1) et des matières visqueuses qui obstruent quelquefois l'arrière-bouche et l'estomac. Pendant deux, trois ou quatre jours l'expulsion des premières matières du nouveau-né (méconium) ne se fait pas, comme cela devrait être ; le plus souvent ce petit accident se produit quand l'enfant est allaité par une nourrice dont le lait est déjà ancien, et n'a pas, par con-

(1) On donne le nom de *meconium* aux matières muqueuses, verdâtres ou brunes qui s'accumulent dans les intestins du fœtus pendant la gestation, et que l'enfant rend presqu'aussitôt après la naissance.

séquent, cette légère propriété purgative que possède le lait de la femme qui vient d'accoucher, on a recours alors à un bain tiède, et, s'il ne suffit pas, on donne à l'enfant un peu de sirop de violettes, d'huile d'amandes douces, ou, ce qui produit un effet plus sûr, quinze grammes de sirop de chicorée composé qu'on fait prendre mélangé avec deux fois autant d'eau commune pour le rendre plus coulant, dans le courant de la journée. L'huile d'amandes douces convient mieux quand l'enfant est tourmenté de coliques ; elle les calme ordinairement. Quelques personnes continuent le sirop de chicorée à petite dose pendant plusieurs jours jusqu'à l'entière disparition de l'espèce de jaunisse qui existe fréquemment chez certains enfants immédiatement après la naissance.

Quoique le cordon ombilical tombe le quatrième ou le cinquième jour, et que l'ombilic soit entièrement cicatrisé, pour l'ordinaire, vers le huitième au plus tard, il est bon de continuer le petit bandage de corps, dont nous avons parlé, pendant plusieurs semaines pour s'opposer à la hernie ombilicale, qui peut se produire sous l'influence des cris, à cause de la dilatation et de la faiblesse de l'anneau. C'est souvent à la négligence qu'apportent les nourrices à employer ce bandage, qu'est due cette espèce de hernie, quand elle n'existe pas dès la naissance.

Lorsque l'accouchement est laborieux, un accoucheur doit toujours être appelé et ne point s'absenter pendant le travail, car il pourrait en résulter des inconvénients graves pour la mère et pour l'enfant. Il ne faut pas se contenter, dans ce cas, comme on le fait dans beaucoup de villes de province et à la campagne, d'une sage-femme qui souvent n'a ni les connaissances, ni la dextérité manuelle convenables pour faire réussir un accouchement dans lequel il se présente des difficultés. Ainsi, pour ne citer qu'un exemple, nous avons été appelé une fois pour un enfant de six mois, qui, depuis sa naissance, ne pouvait point remuer l'un de ses bras. Après beaucoup de questions, auxquelles on ne répondait que difficilement et avec beaucoup d'hésitation, nous apprîmes que l'enfant s'était mal présenté, que la personne qui présidait à l'accouchement, avait fait de longues manœuvres pour l'extraire, et il nous fut facile de reconnaître qu'un décollement de la tête de l'os du bras avait eu lieu à cette époque ; ce déplacement avait été méconnu, et il devenait impossible, ou du moins très-difficile de le guérir, après six mois de durée ; ce qui ne fut point arrivé si un médecin expérimenté eût été appelé au moment même de l'accouchement. Nous prévenons ici les mères de famille que beaucoup de maladies sont dues à un accouchement fait maladroitement, afin qu'elles prennent les précautions indiquées par la prudence dans de pareilles conjonctures.

CHAPITRE II.

Des Maladies que peuvent présenter les Nouveaux-Nés, et qui réclament les secours de l'art.

Les enfants peuvent naître dans un état d'apoplexie. La surface du corps paraît gonflée et d'un bleu noirâtre, surtout à la face; les membres conservent leur flexibilité, mais sans mouvements; le corps de l'enfant est toujours chaud, les pulsations du cœur et du pouls sont peu sensibles. Si des secours sont donnés à temps, ils peuvent sauver l'enfant.

D'autrefois, l'enfant est dans un état de mort apparente; il est d'une pâleur très-prononcée, ses membres sont pendants et flasques; sa peau décolorée, est souvent souillée de matières, les lèvres sont pâles, la mâchoire inférieure est pendante, le cordon ombilical et le cœur palpitent faiblement ou point du tout. Souvent un enfant dans cet état, remue encore au moment de sa naissance et crie, mais il retombe aussitôt dans l'état de mort apparente. Cet état réclame impérieusement les soins d'une personne de l'art.

La fracture d'un des membres ou son déplacement, la faiblesse considérable du nouveau-né, ne peuvent être traités convenablement par des personnes étrangères ou trop peu initiées à l'art de guérir : il en est de même de certaines tumeurs qui se montrent quelquefois à la tête, et qui sont dues le plus souvent à un épanchement de sang sous le cuir chevelu. Nous concluons de ce que nous venons de dire, que la femme en couche ne saurait être entourée de trop de sollicitude, et, toutes les fois que cela est possible, un accoucheur doit être appelé de préférence à toute autre personne, on évitera par là bien des accidents qui, plus tard, font le chagrin et le deuil des familles. Les jeunes femmes qui accouchent pour la première fois, doivent surtout vaincre les répugnances que beaucoup éprouvent à s'adresser à un accoucheur plutôt qu'à une sage-femme, et songer que les soins que l'on prend dans ces circonstances ne sont jamais superflus, et, que, par-là, elles éviteront pour elles et pour leurs enfants, les fâcheuses conséquences qui sont souvent la suite, en matière de couches, d'une pudeur ou d'une économie mal entendues.

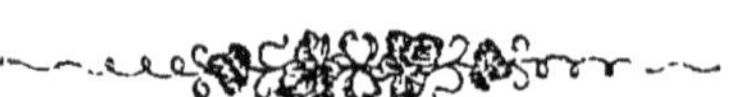

CHAPITRE III.

De l'allaitement. — Considérations préliminaires.

Au commencement de la vie l'alimentation de l'enfant consiste tout entière dans le lait que doit lui fournir le sein maternel ou celui d'une nourrice étrangère ; il importe donc à une femme sur le point d'accoucher de prendre une détermination bien arrêtée sur l'une ou l'autre de ces deux alternatives :

Nourrira-t-elle elle-même ? ou bien prendra-t-elle une nourrice?

Cette détermination n'est pas aussi facile à prendre qu'on pourrait le croire au premier abord, et cela parce qu'elle doit avoir pour base autre chose qu'une volonté irreflêchie. On voit souvent de jeunes mères, mues par un sentiment très-louable en lui-même, puisqu'il est basé sur l'amour maternel, s'efforcer de nourrir, quand même ni leur constitution, ni leur santé actuelle, ni les devoirs qu'elles ont à remplir dans la société ou elles sont obligées de vivre, ne le leur permettent. Dans les premiers temps, pendant 8 jours, 15 jours et plus, les choses semblent marcher à souhait, et elles s'applaudissent de leur succès. Mais bientôt tout change de face; l'enfant dépérit à vue d'œil, il ne trouve dans le sein maternel qu'un lait insuffisant et de mauvaise qualité, qui ne peut lui fournir les principes alimentaires dont il a besoin ; la pâleur des traits, un corps chétif, des chairs molles et flasques, témoignent de son mauvais état. Si, dans ce cas, sans tenir compte des avertissements de la nature, on ne se hâte de remplacer la mère par une meilleure nourrice, l'enfant peut succomber rapidement. Il devient cependant souvent difficile de se procurer une nourrice dans ces moments extrêmes. Si l'on réfléchit combien il est malaisé de s'en procurer en s'y prenant quelquefois plusieurs mois d'avance, on ne sera pas étonné qu'il soit impossible parfois d'avoir en 2 ou 3 jours une nourrice convenable.

Une jeune mère qui tient compte de ces observations, ne doit donc pas trop légèrement se décider à nourrir. Il ne suffit pas que le mari, les proches parents eux-mêmes le désirent avec ardeur ; car tous les soins imaginables, l'affection la plus devouée entourant un jeune enfant de sa sollicitude, ne sauraient faire qu'il profitât, nourri par un lait pauvre et insuffisant. Une femme qui résiste aux observations de ses proches et de son médecin, et qui, nonobstant tout ce qu'on peut lui dire, s'obstine à vouloir nourrir se ménage, la plupart du temps, pour l'avenir, de cruels soucis et de grands ennuis. Quels ne doivent pas être, en effet, les tourments d'une mère dont l'enfant s'étiole et tombe malade sous l'influence de la mauvaise nourriture qu'elle lui donne ? Les remords viennent alors ajouter leurs fâcheux effets à ceux d'une constitution insuffisante et tout va en empirant pour la mère et pour son petit.

Lorsqu'une mère a nourri une première fois, éclairée qu'elle est par cette tentative, elle sait à quoi s'en tenir, et si, ayant allaité avec succès, rien n'est venu depuis alterer sa santé, elle peut bien prendre telle détermination qui lui conviendra, car, pour elle, la tâche est devenue plus facile. Du reste, quant une mère peut nourrir, et c'est là, je dois bien le dire, le cas le plus général, elle ne saurait mieux faire que d'obéir à ce qu'on appelle le vœu de la nature; car l'allaitement est le complément et l'une des plus charmantes fonctions de la maternité, et rien n'est plus profitable à un enfant que les douces caresses et les attentionneuses tendresses de sa mère.

A ce point de vue, lorsque la mère présente les conditions d'une bonne constitution, toutes choses étant égales d'ailleurs, elle est la meilleure nourrice que puisse avoir un enfant.

Voyons donc à quels signes on pourra reconnaître qu'une femme est apte à nourrir, et quelles sont les conditions dans lesquelles elle doit se trouver pour pouvoir le faire.

D'après quels phénomènes, enfin, présumant que le lait sera riche en principes nutritifs, et abondant, une mère pourra espérer (toute considération de position, et de bon vouloir étant mise à part), de remplir convenablement les fonctions d'une bonne nourrice.

CHAPITRE IV.

Des caractères physiques auxquels on reconnaît que la mère peut nourrir.

La bonne constitution physique d'une femme, sa force, sa vigueur, sa santé apparente, sont autant de signes très-favorables de son aptitude à nourrir, et ces qualités que l'on recherche dans des nourrices étrangères, et à juste titre, sont en effet les garants à peu-près certains d'une lactation convenable. Quelques médecins, trop confiants dans les indications que fournissent le microscope et la chimie, ne font pas grande attention à ces dons naturels que le monde apprécie ; pour eux, les qualités microscopiques et chimiques du lait sont presque les seuls éléments d'après lesquels ils entendent se prononcer sur les qualités bonnes ou mauvaises d'une nourrice (1). Je crois qu'il ne convient en aucune façon d'être exclusif, et, à mon avis (qui est aussi celui de beaucoup d'autres), on doit prendre dans les formes extérieures, dans la fraîcheur du teint, la beauté des cheveux et des dents, le développement régulier du corps et des seins, l'assurance que le lait sera bon et suffisant aux besoins de l'enfant. Je pense donc qu'il n'est important d'avoir recours, avant l'allaitement, à l'examen microscopique du liquide jaunâtre qui s'écoule de la mamelle pendant les derniers temps de la

(1) Il est assuré que les données fournies par l'analyse chimique et la microscopie sont très-précieuses à certains égards ; mais elles ne suffisent pas pour édifier sur les qualités intimes du lait. C'est ainsi que ces deux sciences ne nous ont encore rien révelé sur l'existence des differents virus dans le lait , pas plus, du reste, qu'il ne leur a été possible de la constater dans les autres fluides organiques.

Sur ce point, on a plus de lumière à attendre d'un examen attentif de l'extérieur et de la santé d'une nourrice, que de l'analyse microscopique et chimique du lait.

grossesse, qu'autant qu'une mauvaise conformation des seins, un état de débilité générale, une faiblesse de constitution native inspireraient quelques inquiétudes sur l'avenir de la nourrice. On peut très-bien, néanmoins, s'assurer que le colostrum (1) présente les caractères suivants, que M. DONNÉ, dans un ouvrage excellent sur le lait, a signalés comme les précurseurs d'une sécrétion lactée bonne et abondante : il devra s'écouler en assez grande quantité pendant le dernier mois de la gestation, pour qu'on puisse en obtenir plusieurs gouttes dans un verre de montre ; il devra contenir une matière jaune plus ou

(1) Colostrum. — On donne le nom de colostrum au liquide jaune, visqueux qui s'écoule du sein souvent pendant tout le temps de la grossesse, mais plus particulièrement pendant le neuvième mois et pendant les 15 premiers jours qui suivent l'accouchement. Tantôt le colostrum coule de lui même, d'autrefois il ne sort que sous l'influence d'une pression modérée. Il se mélange au lait dans les premiers temps qui suivent l'accouchement ; on lui attribue la propriété d'être légèrement laxatif.

moins foncée, plus ou moins épaisse, tranchant, par sa consistance et sa couleur, avec le reste du liquide dans lequel elle forme des stries distinctes. Dans ces conditions, on peut être à peu près certain que la femme aura un lait abondant et riche en principes nuitritifs. Ce signe ajouté à ceux que nous avons dits, doit inspirer toute confiance, et, s'il n'y a aucun vice secret, certain ou présumable de la constitution, on peut être complétement rassuré sur la valeur de la nourrice.

Si l'on doit attacher une grande importance aux qualités physiques que nous venons d'énoncer, et qui sont tout extérieures, il n'importe pas moins de s'assurer, avant de se prononcer sur la détermination à prendre, que la femme est saine. Il est rare que dans certaines classes de la société on rencontre des maladies vénériennes invétérées ; cependant cela peut arriver : la femme peut avoir été infectée, à son insu, par sonmari, il est bon, dans ce cas, de remonter, autant que possible, aux sources, pour savoir à quoi s'en tenir.

S'il y a de fortes présomptions que la syphilis a existé, de près ou de loin, dans la famille de la femme ou du mari, il est de la dernière urgence que les parents s'ouvrent complétement sur ce sujet à leur médecin, cela importe plus qu'on ne peut le dire à la santé future de leurs enfants, car on ne saurait donner à un nourisson un lait infecté sans craindre de voir se développer chez lui tous les symptômes de la maladie dont la mère est atteinte.

Si la poitrine est faible et inspire des craintes, si on trouve au col des glandes engorgées et qu'on soupçonne un état scrofuleux de la mère, on devra renoncer à lui confier l'allaitement de son enfant. Dans tous ces cas, il est sage de chercher à atténuer autant que possible, chez l'enfant, les mauvaises dispositions qui lui ont été transmises par ses parents, et, le plus sûr moyen d'y arriver, c'est de lui donner une bonne nourrice. Je serais très porté à croire aussi, que le grand air des champs, en fortifiant les organes, serait plus propre à préparer pour l'avenir une bonne constitution à l'enfant, que l'air confiné et souvent malsain des grandes villes. Il va sans dire que si la mère était valétudinaire, si elle était sujette aux éruptions cutanées, si enfin elle était en proie à quelque maladie chronique, elle devrait renoncer à nourrir ; il en serait de même dans les cas rares où le mamelon du sein étant mal conformé ou manquant, il deviendrait par cela même impossible à l'enfant de téter.

Je ne parle point ici des dispositions morales de la mère ; j'y reviendrai plus loin, en traitant de la manière dont doit se faire l'allaitement, et des précautions hygiéniques qu'il y a à prendre dans cette circonstance.

CHAPITRE V.

Des nourrices étrangères.

Tout ce qu'on vient de lire un peu plus haut, relativement aux qualités que doit présenter une mère pour nourrir son propre enfant, s'applique avec d'autant plus de raison encore, aux nourrices étrangères. C'est-à-dire que, chez elles, on aura de même égard à la constitution générale et à la bonne conformation de tout le corps et des seins en particulier.

De plus, le lait, sécrété par ces glandes, devra être de bonne qualité, il ne contiendra aucune matière étrangère, telles que du pus, du sang, etc., et, enfin, il sera suffisamment abondant (1).

Ces données seront acquises par l'examen direct que le médecin de la famille, ou tout autre, devra faire de la nourrice, avant qu'elle ne soit engagée. Cet examen sera consciencieusement fait, et devra porter sur toutes les parties du corps, quelque répugnance que doive en éprouver une nourrice, car on ne peut s'en rapporter à son témoignage sur certains vices cachés ou certaines maladies antérieures qu'elle aurait pu avoir.

Il faudra faire précéder cet examen de renseignements puisés à la source même, c'est-à-dire dans la localité, dans le village habité par la nourrice. Les renseignements reçus devront offrir tous les caractères d'authenticité dési-

(1) Au chapitre dernier, traitant plus particulièrement du lait, on trouvera des explications détaillées sur les moyens de reconnaître, dans le lait, les substances qui lui sont étrangères

rables, et venir, autant que possible, de plusieurs personnes, afin qu'on puisse les contrôler les uns par les autres. Toute femme qui se présente pour être nourrice, ayant intérêt à dissimuler ce qui pour elle amoindrirait les chances d'être agréée, on doit se tenir en garde et agir avec d'autant plus de prudence, que le défaut d'investigation peut ici avoir de très-fâcheuses influences sur l'avenir d'un enfant.

Ce n'est donc pas trop demander aux parents que de les engager à prendre plus de précautions dans le choix d'une nourrice que dans celui d'un simple domestique.

Voyons maintenant comment il sera possible aux familles de se procurer une nourrice sur laquelle elles puissent compter. Et d'abord, notons qu'une mère qui se trouve, d'après les motifs que j'ai dits, dans la résolution de ne pas allaiter elle-même, doit s'y prendre longtemps avant ses couches pour trouver la nourrice dont elle aura besoin. Ce n'est pas trop de deux ou trois mois pour avoir des renseignements complets sur son compte ; du reste, l'accouchement peut, par une cause fortuite, se faire plus tôt qu'on ne pensait. Toute nourrice devra donc être arrêtée six semaines avant le terme de la grossesse, et se tenir prête à l'appel qui lui sera fait. Dans beaucoup de maisons, on la fait venir à domicile à ce moment, avec son petit, et elle attend son nourrisson : c'est une bonne méthode, mais qui n'est pas toujours praticable.

Il y a plusieurs manières de se procurer des nourrices :

Dans la plupart des villes importantes, il existe des hôpitaux spéciaux d'accouchement, où des nourrices du dehors viennent se présenter pour avoir des nourrissons, qu'elles emmènent avec elles à la campagne. Parmi ces nourrices, il en est qui désirent se placer dans les familles. On peut donc employer l'intermédiaire de ces établissements publics pour trouver la nourrice dont on a besoin.

On s'en procure aussi aux bureaux des nourrices, établissements particuliers qui font de ce genre d'industrie une spéculation, et qui existent maintenant dans toutes les grandes villes.

D'autrefois, c'est par ses connaissances, ou bien par les relations qu'on a avec des habitants de la campagne que les nourrices vous arrivent.

Enfin, beaucoup de nourrices vont se présenter aux médecins accoucheurs qui les placent dans leurs clientèle.

Quand l'on s'est procuré de cette manière une nourrice, les renseignements positifs que je considère comme très nécessaires d'avoir sur son compte, sur sa santé antérieure, sur les maladies dont elle a pu être atteinte, sur sa conduite et sa moralité, toutes données indispensables et très difficiles à obtenir, font le plus souvent complétement défaut.

Qu'une nourrice ait été malade à une époque précédente, qu'elle ait eu quelque affection dartreuse, scrofuleuse, ou quelque chose de pis encore ; tout cela est le plus souvent inconnu des **Bureaux**, des **Hospices**, et des médecins à qui une nourrice vient s'offrir. Car il est certain que dès que la pensée de se présenter pour avoir un nourrisson lui est venue, elle a eu soin de se procurer les certificats les plus avantageux ; elle en a du maire et des autres autorités de son village, qui attestent sa bonne conduite, sa moralité, et même, comme j'en ai vu, son aptitude à faire une bonne nourrice. Ces certificats sont stéréotypés, ils sont tous les mêmes et toujours excellents; le maître d'école de l'endroit les a rédigés d'après la demande de la partie intéressée elle-même, et toutes les personnes à qui on les a présentés les ont signés avec empressement ; j'ai vu dans ce genre de véritables tours de force : il se passe là ce qui arrive pour les pauvres diables traduits en police correctionnelle ; et chacun sait qu'il n'est pas un individu, ou du moins qu'il en est très peu, qui arrivent devant un tribunal sans avoir en mains un certificat excellent de personnes notables de sa commune. Quiconque connaît les petites influences de campagne, et les complaisances qui en sont la suite, ne doit point être étonné de ce que j'avance ici, mais bien ne pas faire grand état des certificats de ce genre ; on comprend, du reste, que toutes ces attestations sont sans contrôle ; elles ne reposent sur aucune recherche, et il ne faut pas leur donner plus d'importance que n'en donnent les Conseils de révision aux certificats de conscrits attestant qu'ils sont affligés d'une foule d'infirmités. Voilà donc un fait bien établi : c'est que quand on prend une nourrice dans un des établissements indiqués plus haut, on pêche en eau trouble, et on peut considérer comme nuls les renseignements dont elle est accompagnée. Les médecins des villes, auxquels les nourrices du dehors viennent s'offrir, ne sont pas plus avancés que les établissements publics et ne savent que ce qu'on veut bien leur dire. Il est donc très-difficile d'avoir une nourrice sur laquelle on puisse compter, et dont le caractère, les mœurs et les antécédents soient connus. Cette difficulté est très-grande, et, ce qu'il y a d'étonnant, c'est que l'on ne songe jamais à se procurer par des personnes qui seules pourraient les donner, des nourrices convenables. Les médecins qui exercent dans les campagnes, sont seuls dans une position favorable pour pouvoir donner des renseignements certains ; ces honorables praticiens sont mieux que qui que ce soit placés pour avoir, la plupart du temps, sous la main, des nourrices dont ils connaissent et les familles et les mœurs, les habitudes et la constitution. On pourrait en toute confiance être sûr d'une nourrice qu'ils présenteraient à un autre médecin qui leur en aurait fait la demande. Il est des pays pauvres, éloignés des grandes villes, où de nombreuses mères de famille souhaiteraient trouver de bonnes places de nourrices; mais, ce qui leur fait défaut, ce sont les intermédiaires : autant les familles se défient des nourrices des bureaux, autant certaines nourrices timides sont en défiance des familles qu'elles ne connaissent pas. En général, les nourrices qui quittent leur village pour aller frapper aux portes des bureaux ou des hospices et nourrir à domicile, sont maltraitées chez elles ou adonnées à toutes sortes de vices. Je ne saurais donc trop recommander ce moyen aux mères de famille soucieuses de procurer à leurs enfants le bien-être pour le présent et la santé pour l'avenir.

CHAPITRE VI.

De ce que doit être une bonne nourrice.

Au physique, nous avons dit quelles étaient les apparences d'une bonne nourrice. — Une des circonstances qui devraient plaider le plus avantageusement en sa faveur, ce serait d'avoir eu un premier enfant nourri heureusement, et jouissant d'une bonne santé et d'une forte constitution, car si, depuis lors, cette femme n'a pas été malade, si elle a été et est toujours florissante, il est à présumer qu'elle remplira une seconde tâche comme elle a rempli la première, et avec le même succès. Une nourrice, qui n'est pas à son coup d'essai, est donc dans de meilleures conditions qu'une autre pour allaiter. Quant à ce qu'on est encore en droit de demander d'une nourrice, cela est difficile à dire, il vaut mieux exposer ici les défauts qu'on doit éviter que les qualités qu'il faut rechercher.

1° Ainsi une nourrice ne devra pas avoir moins de 18 ans, et plus de 35 : entre ces deux âges, elle est toujours convenable.

2° Elle ne devra être ni trop belle, ce qui est dangereux, ni trop laide, ce qui est repoussant.

3° Une fille mère conviendra toujours moins qu'une autre, quoique par exception et surtout dans les campagnes, des filles, tombées en faute, aient pu quelquefois faire de bonnes nourrices. Elles sont en général d'un mauvais exemple pour les domestiques d'une maison, et on ne pourra jamais bien compter sur elles.

4° Une nourrice ne devra être ni trop indolente, ni trop vive. Si elle est par trop apathique, l'enfant souffrira par défauts de soins ; si elle est d'un caractère violent, il peut s'ensuivre de graves inconvénients que tout le monde apprécie.

5.° Trop d'intelligence est inutile. Une bétise prononcée doit donner de la défiance à une mère; son enfant ne saurait être en sûreté entre des mains ineptes.

6° Les femmes gourmandes, ivrognes, brutales, en un mot vicieuses, doivent être toujours répoussées.

CHAPITRE VII.

Quel est l'âge du lait de la nourrice le plus convenable ?

On ne peut rien dire ici de bien précis. Certaines nourrices pourront avoir 10, 15, 20 mois et même 2 ans après leurs couches un lait convenable de toutes manières, suffisamment abondant, riche en principe nutritif et parfaitement approprié aux besoins d'un nourrisson ; mais il est loin d'en être toujours ainsi (cette différence dans la durée de la sécrétion du lait tient à des particularités de l'organisme qu'il n'a pas été jusqu'à présent possible d'apprécier); et plus une femme est accouchée depuis longtemps, plus il y a de probabilité que la sécrétion du lait sera peu abondante et sur le point de se suspendre. Quand on a la liberté du choix, il convient donc de prendre une nourrice accouchée depuis 6 mois ou un peu plus. Si le lait n'avait que deux ou trois mois, il n'en conviendrait que mieux ; mais on comprend qu'il y aurait inhumanité à priver de sa mère un enfant d'un âge aussi tendre, et l'on ne peut espérer avoir une nourrice d'un lait aussi jeune, qu'autant qu'elle aurait perdu accidentellement son enfant dans les premiers mois de sa vie, ou qu'elle aurait trouvé une autre femme qui, par affection ou pour un faible salaire, se chargerait de la remplacer auprès de lui.

Lorsqu'une nourrice est dans de bonnes conditions, qu'elle a un lait riche et abondant après avoir allaité pendant 6 ou 8 mois, elle peut parfaitement se charger d'un enfant d'autrui. Il est fréquent cependant, et chacun le sait, de voir une femme nourrir, successivement du même lait, deux nourrissons sans qu'il en résulte aucun inconvénient pour eux ; mais il vaudra toujours mieux avoir à sa disposition un lait jeune, qu'un autre de dix mois ou d'un an. — On a pensé que le lait d'une nourrice, qui se rapprochait le plus pour l'âge de celui de la mère, était le meilleur: cela peut être, mais on ne doit pas attacher une bien grande importance à ce fait ; car, comme je l'ai dit, si l'on tenait à cette condition, de la part d'une nourrice, on s'exposerait à n'en pas rencontrer : une pareille circonstance ne peut guère se présenter que lorsqu'une mère, s'étant chargée de nourrir et ne pouvant y réussir, se voit dans la nécessité, au bout de quelques mois, de charger une étrangère des fonctions qu'elle ne peut remplir. J'ajoute que lorsqu'on prend une nourrice, dans les bureaux, ou des mains d'un meneur, il ne faut pas trop compter sur l'exactitude des renseignements obtenus sur l'âge du lait de la nourrice présentée ; car il en est qui se chargent d'un enfant plus jeune que le leur, pour donner lel change aux mères de famille et faire croire à un lait beaucoup plus jeune qu'il ne l'est réellement.

On se rappelle ce que j'ai dit plus haut relativement aux qualités du lait aussitôt après l'accouchement. Je faisais observer qu'à cette époque il renfermait une certaine matière à laquelle on donne le nom de colostrum, et qui avait, suivant l'opinion générale, une propriété légèrement purgative, ce qui facilitait l'expulsion des premiers excréments du nouveau-né, qu'on appelle méconium, et dont les intestins sont encombrés. Le colostrum disparaissant, comme je l'ai dit aussi, quelques temps après l'accouchement, le lait d'une nourrice ne renferme plus à 2, 3 ou 6 mois ce liquide, et partant il est dépourvu des qualités purgatives précieuses, à certains égards, qu'on lui attribue. Il sera bon, dans ce cas, d'insister pendant les premiers jours de l'enfant sur le sirop de rhubarbe composé, ou l'huile d'amandes douces, qu'on lui fera prendre d'après la méthode exposée au chapitre premier. — Page 19.

Voilà ce qu'il importe le plus à une mère de savoir sur le choix d'une nourrice. Je renvoie à la fin de ce volume quelques recherches sur le lait, sur ce qu'on entend par lait pauvre, lait riche, sur la manière de reconnaître ses qualités, sur sa composition et son aspect général. Toutes choses bonnes à savoir, mais qui, placées ici, n'auraient pu que fatiguer l'attention des personnes peu faites aux études scientifiques.

CHAPITRE VIII.

Du salaire des nourrices.

Les nourrices, en général, se contentent, lorsqu'elles emmènent le nourrisson chez elles, d'une rémunération qui n'est nullement en rapport avec ce qu'elles demandent pour aller nourrir à domicile. Je ne parle pas de celles qui sont réduites à la dernière extrémité, et des filles mères, lesquelles, au contraire, sont, la plupart du temps, enchantées de quitter leur village pour aller trouver ailleurs un plus grand bien-être ou l'oubli de leur faute. Telle nourrice de la campagne qui consentira à prendre un nourrisson chez elle à 20 ou 30 fr. par mois, ne voudra pas se déplacer à moins de 40 ou 50 fr., en outre de tous les avantages qu'elle trouvera chez les parents de l'enfant et qu'elle ne peut espérer chez elle; cette espèce d'anomalie se comprend bien, quand on songe qu'une mère de famille a toujours des intérêts et des affections sérieuses qui l'attachent à son foyer.

Le gage d'une nourrice est, suivant les villes, de 30 à 60 et même de 100 fr. par mois dans les maisons ou l'économie n'est jamais invoquée quand il s'agit de dépenses sérieuses, et ici je suis de l'avis de bon nombre de médecins qui pensent qu'on ne doit pas reculer devant des frais quelque peu considérables, pour s'attacher une bonne nourrice, offrant des garanties convenables ; et plus les nourrices sont dans de bonnes conditions de santé chez elles (et en général, la santé accompagne surtout l'aisance, le bien-être), plus elles répugnent à quitter leur intérieur, et plus il leur faut de compensations au déplacement auquel elles peuvent consentir. Néanmoins, je pense qu'on peut toujours avoir pour 4 ou 500 fr. par an une bonne nourrice. Il est convenable, du reste, lorsqu'on traite avec elles, de faire un marché en quelque sorte aléatoire, en promettant plus si l'on est content de leurs soins et de leur conduite, moins si elles ne répondent pas à tout ce qu'on attend d'elles. De cette façon, on stimulera leur zèle et on les encouragera à bien faire.

CHAPITRE IX.

De l'hygiène des nourrices.

Une des principales difficultés qui s'opposent à ce que les nourrices se plaisent dans leur nouvelle condition, c'est certainement le changement complet de manière de vivre auquel elles sont obligées de se soumettre. Habituées à la vie active des champs , à son sans-gêne, au grand air, à la fréquentation de personnes de leur condition , il leur faut s'enfermer dans des appartements souvent étroits; mener une vie oisive, au milieu de personnes qui leur sont inconnues, de domestiques souvent peu bienveillants. Le changement de nourriture, qui toujours devient meilleur, à peu de charmes pour beaucoup d'entre elles. Elles regrettent leur ménage, leur clocher, leur vie libre, et quelquefois une véritable nostalgie s'empare d'elles. Tout cela est plus ou moins prononcé, on le comprend, selon les caractères individuels. Telle nourrice sera obligée de retourner dans son pays pour ne pas tomber malade, telle autre se trouvera parfaitement heureuse et très-satisfaite.

La plupart des femmes du monde s'expliquent peu ses sentiments. Il leur semble souverainement ridicule qu'une femme du peuple, habituée au rude travail et aux privations de la pauvreté, se trouve malheureuse d'habiter la ville avec tout le bien-être désirable, et de n'avoir d'autre occupation que celle de se promener et de faire une certaine toilette pour aller partout, le nourrisson sur le bras. Il en est d'autres cependant qui, se rendant un compte exact de ce que doit éprouver de chagrin une femme à se séparer de tout ce qu'elle aime, cherchent, en rendant à la nourrice une partie du genre de vie qu'elle regrette, à l'habituer à la transition qui s'opère dans leur mode d'existence. On y parvient en laissant aux nourrices plus de liberté qu'on ne le fait ordinairement, en leur permettant de se livrer à certains travaux de ménage en les laissant sortir un peu par tous les temps et surtout en ne les rendant pas esclaves d'un régime trop contraire à celui qu'elles avaient chez elles.

On a cru pendant longtemps (et beaucoup de personnes en sont encore persuadées) que la nature et la quantité des aliments dont la nourrice fait usage influaient d'une façon très-prononcée sur la quantité et la nature du lait. On ne saurait sans se mettre en opposition avec les faits nier cette influence ; mais elle a été de beaucoup exagérée, et une nourrice qui a une alimentation convenable, quand bien même elle ne serait point succulente ni bien abondante, sera dans d'auss bonnes conditions pour allaiter qu'une autre, mieux nourrie.

Il ne faut donc pas croire que parce qu'une nourrice ne mangera que de bonnes choses, des mets de choix et bien préparés; que parce qu'elle ne se mouillera jamais le bout des doigts, que parce qu'elle rentrera avant le coucher du soleil, le nourrisson s'en portera mieux et sera plus florissant : l'essentiel est qu'une nourrice mange convenablement. On lui permettra la boisson dont elle faisait usage dans son pays, en y ajoutant, au besoin, quelque peu de vin rouge. — Il faut néanmoins qu'elle supprime les aliments lourds, indigestes, et qu'elle ne fasse pas entrer les fruits pour une trop grande part dans son alimentation; car ceux-ci, pris en grande quantité amènent très-souvent, surtout dans l'été, des dérangements d'intestins, et, comme conséquence, l'abolition des forces et de l'appétit pour plusieurs jours; il faut aussi qu'elle ne fasse excès de rien, et ne se livre pas à une trop grande fatigue. On pourra lui permettre, à peu de chose près, tout ce qu'on permet aux domestiques de la maison, dont on lui laissera suivre le régime et les occupations; de cette façon, cette sorte de jalousie qui s'établit entre eux et bon nombre de nourrices ne viendra pas rendre à ces dernières la vie plus ennuyeuse qu'elle ne l'est déjà trop souvent.

Une nourrice doit sortir souvent, soit avec son nourrisson lorsque le temps est convenable, soit seule s'il fait mauvais. Dans ce cas, il importe de la surveiller, sans l'espionner cependant, de manière à ce qu'elle ne fasse pas de fâcheuses connaissances, chose facile partout, et surtout à la ville.

Elle habitera une chambre convenablement aérée, où elle sera seule avec l'enfant, de manière à être parfaitement libre de ses mouvements le jour et la nuit, sans être exposée à être rudoyée par d'autres personnes que ses allées et venues continuelles et les cris de l'enfant importuneraient le jour, quelquefois, et la nuit toujours. — Cette chambre devra être claire, car l'insolation est nécessaire à la salubrité des appartements. — Pendant le jour, on ouvrira les fenêtres pour renouveler l'air en l'absence du nourrisson.— On balayera soigneusement ; une grande propreté dans tout ce qui tient à la nourrice et au nourrisson est chose des plus utiles.

Elle doit aller à la selle tous les jours, cela est important. — Si elle était prise de coliques, de diarrhée, elle devrait en prévenir, car une pareille incommodité peut avoir un triste retentissement sur la santé du nourrisson.

Les nourrices ne doivent jamais prendre de purgatifs énergiques, ni de médicaments qui pourraient passer dans le lait et nuire aux enfants; —dans le cas ou elles sont constipées, un simple lavement huileux suffit, le plus souvent.

Les bains tièdes n'ont pas d'inconvénients pour les nourrices lorsqu'ils sont peu prolongés et qu'il ne s'ensuit pas pour elles un refroidissement du corps et des extrémités; — cependant, on ne doit pas y avoir recours sans nécessité.

Il est important que les nourrices ne s'appliquent aucune drogue sur le sein, car l'enfant ne voudrait plus téter, ou bien ces applications pourraient lui nuire; certaines nourrices qui ont des gerçures du sein se frottent le mamelon avec des onguents, des pommades, et l'enfant alors ne veut plus téter. Je vis un jour un nourrisson qui s'approchait avec avidité du sein de sa nourrice, et, dès qu'il y avait appliqué la bouche, se rétirait et se mettait à crier; il prit du dévoiement et il eut même un ou deux mouvements convulsifs. Comme rien ne pouvait m'expliquer cet état, j'examinai le sein de la nourrice et j'appris que chaque matin cette femme se frottait (comme certaine commère le lui avait enseigné) le bout du sein avec certaine drogue infecte, pour arrêter un petit commencement de gerçure qui se montrait. Dès que le sein eut été lavé soigneusement avec du lait chaud, l'enfant se reprit à téter comme il avait fait autrefois, et tous les accidents disparurent. Du reste, chacun sait que les nourrices ont l'habitude de se frotter le sein avec de l'absynthe ou quelque substance amère, pour éloigner le nourrisson qu'elles veulent sevrer.

Une nourrice ne doit pas avoir de rapports avec son mari, il peut en résulter des invenients ; cependant il est des cas ou une continence forcée n'est point non plus sans danger; voici un exemple qui peut servir de règle à cet égard: Un médecin fut appelé chez une dame, jeune et d'un tempérament plein de feu ; elle nourrissait elle-même et s'en trouvait très-bien. Cependant, son enfant, âgé de cinq mois et demi, commençait à dépérir depuis cinq ou six semaines. Après toutes les questions nécessaires, il conseilla une certaine continence, et l'enfant alla mieux. La mère, charmée de voir son enfant reprendre nourriture, prit le parti d'une continence absolue, et tomba, trois mois après, dans la plus sombre mélancolie. Le médecin fut de nouveau appelé. Instruit de ce qui s'était passé, il conseilla moins de réserve sur les besoins de la nature. L'enfant et la mère s'en trouvèrent aussi bien qu'on pouvait l'espérer. (1)

C'est moins peut être à cause des résultats fâcheux que cela peut avoir pour le lait, qu'à cause du dérangement et des préoccupations qui en résultent pour la nourrice, qu'on doit exiger d'elle qu'elle n'ait avec son mari que de très-rares entrevues.

(1) On comprend que ceci s'applique aussi bien à une nourrice, qu'à une mère qui nourrit elle-même.

CHAPITRE X.

De l'allaitement proprement dit.

Quand la nourrice doit-elle présenter le sein à l'enfant ? Il ne faut pas penser, ainsi qu'un grand nombre de personnes, qu'il soit indifférent de donner à téter à toute heure, à chaque instant, comme le font beaucoup de nourrices, qui, bien persuadées qu'un enfant n'en peut jamais retirer que de grands avantages, ne craignent pas de le gorger de lait sans aucune mesure. Je sais bien que les enfants ont en général une faculté précieuse, celle de rendre par le vomissement les aliments qui surchargent leur estomac; mais cette ressource, que j'appellerai extrême, devrait-elle être jamais invoquée ? Est-il besoin de dire qu'un enfant ainsi conduit finira par tomber infailliblement malade? Combien dont les maladies n'ont pas d'autres causes ? Les intestins fatigués s'irritent, il survient du devoiement, une grande susceptibilité du côté de l'estomac; les vomissements se succédent, la moindre nourriture est une cause de fatigue, l'enfant maigrit à vue d'œil. Si je n'avais été souvent témoin de pareils accidents, je n'aurais pu en vérité en parler ici ; mais ils sont trop fréquents pour que je les passe sous silence. Plus une nourrice a de lait, plus son lait est riche en matières nutritives, plus il importe de mettre de mesure dans l'allaitement. Il est bien suffisant de présenter le sein à un enfant toutes les 2 heures ou toutes les 3 heures pendant le jour, et toutes les 3 ou 4 heures pendant la nuit. Un enfant ne peut que se bien trouver d'un semblable régime, et plus d'une fois il m'est arrivé de faire cesser, chez des enfants, de véritables embarras gastriques accompagnés de rougeur de la face et de mouvements fébriles par cette simple précaution que je ne trouve pas assez recommandée dans les auteurs. En effet, certaines nourrices, surtout celles qui viennent du dehors et qui veulent témoigner un grand zèle à remplir leurs fonctions, ne laissent pas un moment le nourrisson paisible ; dès qu'il fait un mouvement dans son berceau, dès qu'il paraît chagrin, vite elles lui font avaler le plus de lait possible. Cette cause de mal être chez les enfants est surtout fréquente, dans les villes, chez les personnes riches bien plus que chez les ouvriers, et dans les campagnes où les femmes, souvent occupées des affaires du ménage ou même des travaux des champs, se soucient beaucoup moins d'un allaitement perpétuel, circonstance très-heureuse pour les enfants, car chez eux, comme chez l'homme, l'estomac n'est doué que d'une certaine dose de facultés digestives dont il est important de ne point abuser. Lorsqu'on use de ces petites précautions, qui quoique en apparence minutieuses sont d'une grande importance, les digestions sont meilleures, l'enfant prend l'habitude du repos et des repas réglés; il en est plus gai, plus vif, et le développement régulier se fait mieux. Cela ne veut pas dire qu'il faille apporter une trop grande distance entre chaque allaitement : on me comprendrait mal si on avait saisi de cette façon le sens de mes paroles ; mais, je le répète, de l'ordre et une sage réserve dans la manière de présenter le sein aux enfants, sont en même temps profitables à ce dernier et à la nourrice.

La nourrice, dis-je, et que ce soit la mère ou une nourrice mercenaire, peu importe, se trouvera on ne peut mieux de cette régularité de conduite; car la nuit elle reposera mieux, réparera ses forces, conservera un bon état de santé, et le jour des occupations un peu suivies, un exercice plus facile, plus de temps consacré à remplir les devoirs qui existent dans toutes les classes, que ce soit des devoirs de société ou de travail; telles seront les importantes conséquences de l'accomplissement des mesures que je recommande, et le tout entraînant, chose bien à noter, la santé inévitable du nourrisson.

CHAPITRE XI.

De l'hygiène du nourrisson.

Je viens de dire comment une nourrice devait s'y prendre pour allaiter son nourrisson de la manière la plus convenable. Le lait constitue donc la principale partie de son alimentation pendant les premiers mois de la vie, il suffit à ses besoins ; et un enfant qui a une bonne nourrice se developpe parfaitement sous l'influence d'une lactation saine et abondante. Beaucoup d'enfants, au contraire, souffrent et végètent parcequ'ils ne puisent pas suffisamment de lait dans le sein de leur nourrice.

Il en est alors qui prennent des diarrhées colliquatives, qui finissent par les faire périr, si l'on n'y prend garde. Au chapitre des maladies des enfants en nourrice, je dirai quel est le plus sûr moyen de faire disparaître cet accident. Mais si le lait est l'aliment essentiel du nouveau-né, et si son défaut entraîne à cette époque des accidents sérieux ce n'est pas à dire pour cela que l'enfant ne devra rien prendre autre jusqu'au moment du sevrage. Il est de toute nécessité au contraire d'avoir de bonne heure recours à un supplément d'alimentation qui facilitera plus tard la transition de l'allaitement au régime commun, c'est-à-dire à la nourriture qui doit, aussitôt le moment du sevrage venu, remplacer le lait de la mère ou de la nourrice. Il faudra donc introduire, dès le 3me ou le 4me mois, dans le régime, quelques aliments étrangers. La plupart du temps autrefois (et encore maintenant à la campagne), c'était surtout de la bouillie faite de lait et de farine de froment que se composait cette nourriture supplémentaire. Mais on s'est élevé très-vivement contre cette méthode, et il n'est pas, aujourd'hui, un enfant, dans les villes, auquel on fasse prendre de cette préparation alimentaire. On craint l'empâtement, les obstructions, c'est là un grand tort, rien ne convient mieux aux enfants que la bouillie que je viens d'indiquer ; elle est préférable au tapioca, à l'arow-root, aux pâtes et à ces mille substances qu'à inventées l'imagination moderne de la spéculation. Que l'on ne donne pas uniquement et uniformément toujours cet aliment aux enfants, rien de mieux; on peut faire intervenir de temps à autre du potage gras, du lait coupé avec du bouillon de veau ou de poulet, de légères soupes sucrées ou non; tout cela est très-convenable; mais j'ai maintes fois remarqué que les enfants nourris à la bouillie, avaient moins souvent des dérangements d'entrailles que les autres. On ne doit pas laisser avaler aux enfants des mets qu'ils ne peuvent mâcher. — Des petits pois, des haricots, des asperges etc., mal cuits, il en résulterait pour eux de graves indigestions.

Un aliment très-convenable pour les enfants de cet âge, c'est la crême de pain préparée comme il suit :

On prend des tranches de pain de froment qu'on fait sécher au four ; on les fait ensuite tremper dans l'eau l'espace de six heures, on les presse dans un linge, on les met dans un pot, on les fait bouillir avec une suffisante quantité d'eau pendant huit heures, ayant soin de remuer le tout de temps en temps avec une cuiller, et d'y verser de l'eau chaude à mesure qu'il s'épaissit. Sur la fin, on y ajoute une pincée d'anis et un peu de sucre, dans la proportion d'un gros d'anis et d'une once de sucre par livre de pain; on passe ensuite le tout à travers un tamis de crin. Cette crême se conserve facilement vingt-quatre heures, en la tenant dans un lieu frais.

Le lait et les préparations que je viens d'indiquer, seront donc l'unique nourriture de l'enfant jusqu'à 6 ou 7 mois. A cet âge, il est permis d'y joindre quelques mets sucrés, un œuf, du poulet ou de la viande blanche, de la soupe commune, des panades. Il boira un peu de vin, seulement de manière à rougir l'eau. Ce vin sera vieux et de saveur douce; le vin de Bordeaux convient mieux que tout autre. Les vins âpres et acides doivent être rejetés, car l'estomac des enfants a déjà une grande tendance à l'acidité. C'est cette acidité qui fait qu'un enfant qui vomit en tétant rend presque toujours du lait caillé ; c'est pourquoi la magnésie, qui est l'antidote des acides, convient si bien pour purger les enfants, ainsi que nous le verrons plus loin. — Cette acidité de l'estomac des enfants est utile pour la digestion du lait, qui ne passe bien qu'à cette condition. Aussi, chez tous les animaux, elle est un caractère de l'enfance. C'est avec l'estomac des jeunes veaux que l'on prépare cette liqueur acide qu'on appelle présure et qui sert à la fabrication des fromages. C'est avec celui des jeunes moutons qu'on prépare une substance acidule, la pépsine, qu'on fait prendre avec succès dans le cas de certaines maladies de l'estomac ; on a même pensé que c'était cet excès d'acide gastrique des jeunes enfans, qui produisait une maladie commune chez eux, et dont nous nous occuperons plus tard, le ramollissement de l'estomac.

Tout ce qui est acide ne convient donc pas aux enfants en bâs-âge; car cela augmenterait trop l'acidité naturelle, utile et nécessaire quand elle est convenable, nuisible lorsqu'elle est trop prononcée.

Les choses excitantes, épicées, de saveur forte, sont nuisibles au bien-être des jeunes enfants; les mères de famille le savent toutes, et je n'insiste pas d'avantage sur ce point. Comment voudrait-on, en effet, que des substances fortes, échauffantes, irritantes, soient sans une fâcheuse influence sur un organe aussi tendre que l'estomac d'un enfant de quelques mois?

Doit-on considérer, comme le font la plupart des nourrices, le sucre comme nuisible à la santé des nourrissons (car elles disent qu'il échauffe) ? Voici ce qu'on doit savoir : Le sucre, pris en petite quantité, non-seulement n'est pas pernicieux, mais il est nécessaire aux enfants. On doit l'introduire dans leur alimentation. Mais l'excès ici aurait des inconvénients sérieux : il faut se garder de donner souvent aux enfants des sucreries proprement dites, des *bonbons* et autres friandises ; car elles ôtent l'appetit, fatiguent l'estomac, et, en dégoûtant d'une nourriture convenable, elles entraînent des dérangements d'estomac et d'intestins. C'est dans ce sens seulement qu'il faut regarder le sucre comme échauffant ; en tout autre circonstance, il convient parfaitement. Il faut surtout s'abstenir de donner aux enfants des sucreries bariolées de couleurs rouges, bleues, vertes etc. Car toutes ces teintes sont dues à des drogues de différentes espèces, à l'innocence desquelles il serait imprudent de se fier.

On tient généralement les enfants trop renfermés dès qu'il fait un peu froid. Le grand air leur est indispensable ; on doit les sortir au moins une ou deux heures par jour, pour peu que la température ne soit pas extrême; il faut les conduire dans des lieux bien aérés, sur les quais, sur les places et dans les jardins privés ou publics. Les nourrices ne les déposeront jamais à terre, ne les confieront jamais à d'antres personnes, qui, peu habituées à tenir des enfants, pourraient les laisser tomber. Mais, à la maison, il est bon qu'un enfant s'habitue à être pris dans les bras de tout le monde, de manière que sa nourrice ne devienne point son esclave et ne puisse jamais s'éloigner de lui d'un pas. Les vêtements les plus simples, les moins ornés, en laine l'hiver, en coton pendant les chaleurs, sont ceux qui valent le mieux. La vanité ne doit jamais présider à leur toilette, non-seulement par raison d'économie, mais encore parce que les enfants doivent se rouler sur un tapis, ou sur l'herbe pendant l'été, en toute liberté. Naturellement ils prennent des mouvements plus souples et s'habituent à marcher; on leur met, dans ce cas, un bourrelet pour les empêcher de se frapper la tête, qui, étant la partie la plus lourde du corps, tend toujours à tomber la première. On doit tenir le ventre, les cuisses et les jambes des enfants bien couverts, car ils s'enrhument plus facilement par là que par la tête, et le froid aux pieds donne souvent des coliques.

Les bains complétement froids que les médecins très-avancés conseillent, ne conviennent pas aux enfants ; ils refroidissent trop le corps, s'opposent à la circulation et à la sueur : car, si chez les adultes ils sont suivis de réaction, cette réaction n'a pas lieu chez les enfants. Il ne faut pas songer d'ailleurs à donner à des organes qui ne sont pas encore développés une force qu'ils ne peuvent avoir, et c'est une très-mauvaise pratique de faire comme certaines personnes qui, chaque matin, plongent leurs enfants dans l'eau froide ou les en aspergent avec une grande cruauté. J'ai vu bien des enfants qui, traités de la sorte, ont conservé pendant longtemps une sorte, de langueur, un teint blême, un defaut d'élasticité musculaire, très prononcés; de pareils resultats, se renouvelant chaque jour, devraient bien faire revenir les personnes du monde, à des idées plus saines touchant l'hydrothérapie appliquée aux petits enfants. Les bains chauds, au contraire, c'est-à-dire entre 25 et 30 degrés centigrades, conviennent parfaitement aux enfants ; on est d'accord sur ce point depuis les temps les plus reculés, et Celse, qui écrivait dans les premières années de notre ère, les recommandait déjà pour les vieillards et les enfants, auxquels ils sont, dit-il, très-favorables. On est allé (ce qui est très exageré) jusqu'à dire que les bains écartaient toutes les maladies, assainissaient le corps et l'âme, et transformaient les constitutions faibles en constitutions fortes et robustes. Les Anglais poussent la ferveur pour les bains jusqu'à en faire prendre chaque jour aux enfants; c'est évidemment pousser la chose à l'excès. On les ramollit, et on nuit de la sorte à leur développement. Il faut les baigner de temps en temps, mais 2 ou 3 bains par semaine, de 10 à 15 minutes chacun suffisent parfaitement; pris le soir, ils les calment et les disposent au sommeil.

On doit laver les enfants tous les jours. Ces lotions se feront avec de l'eau tiède pendant l'hiver ; on se servira en même temps de pâte d'amandes, de savon, et on essuiera la peau avec soin.

Quand ils ne vont pas à la selle , si la constipation dure plusieurs jours, on leur donne un lavement ; il ne faut pas trop insister là dessus. cependant ; car ils s'habituent à ne plus aller du ventre que par ce moyen, ce qui est mauvais.

Les enfants doivent dormir dans le jour pendant plusieurs heures, à une ou deux reprises. Il est bon, cependant , de ne pas leur faire faire de trop longs sommeils , parcequ'alors ils font du jour la nuit, et de la nuit le jour; c'est-à-dire que, ne pouvant dormir pendant la nuit, il sont agités, inquiets, et deviennent très-pénibles pour la mère et pour les nourrices. J'ai dit plus haut comment l'allaitement devait se faire la nuit.

On ne doit pas bercer les enfants, c'est une mauvaise pratique, cela les étourdit, le lait passe mal, on leur procure un mauvais sommeil et on leur donne souvent un véritable mal de mer. Un auteur très-recommandable rapporte qu'un enfant de 8 ans fut mis dans un berceau par ses camarades, qui l'y tinrent ferme et le bercèrent au point qu'il fut pris d'un étourdissement considérable et vomit une bile semblable à du verdet. Le berceau ne doit pas être placé près du feu, près d'un fourneau, ni d'une muraille le long de laquelle s'élève le tuyau de la cheminée d'une autre chambre où l'on fait du feu, l'enfant s'accoutumerait trop à la chaleur et s'enrhumerait ensuite très-facilement. — Le berceau doit être tourné de manière qu'il ne tombe pas un trop grand jour sur les yeux. — Il faut éviter par dessus tout de faire du feu de charbon de bois dans la chambre des enfants ; beaucoup ont été asphyxiés de la sorte. — Ils ne doivent jamais coucher dans le lit de grandes personnes qui en remuant, pourraient les étouffer, comme cela est souvent arrivé. — Il importe de les habituer à dormir au milieu du bruit. — Tous les vêtements de l'enfant, ainsi que ses draps, doivent être tenus très-propres et n'être placés dans le lit, que bien secs et un peu chauds. Les matelas se composent de crin mou ou de feuilles de fougères, ce qui est très-bon pour préserver les enfants de l'affection vermineuse.

On peut, pendant le jour, faire sauter et danser les enfants sur les bras, pourvu que ce soit avec modération. Jamais on ne doit les soulever par la tête ni leur tirer les oreilles, il en résulterait fréquemment des accidents très-sérieux.

On ne contrariera pas les enfants sans motifs, on les impatiente, on les rend colères, méchants, et quelquefois ils en prennent des crises nerveuses. Mais on leur refusera avec fermeté, et sans se soucier de leurs cris, ce qu'on croira n'être pas convenable de leur donner. Dès l'âge le plus tendre, ils façonnent leur caractère d'après celui des personnes qui les surveillent et vivent avec eux, et c'est à cette époque de la vie qu'il faut commencer à leur donner, en même temps que de bons soins hygiéniques, une bonne direction morale.

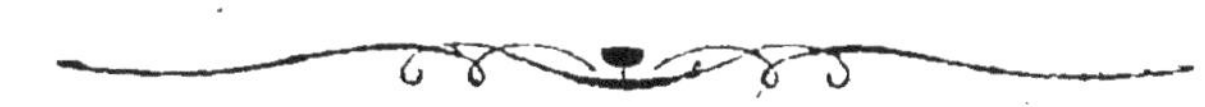

CHAPITRE XI.

De certaines circonstances qui peuvent s'opposer à la continuation de l'allaitement.

Il peut survenir pendant l'allaitement plusieurs circonstances qui doivent le faire cesser temporairement; mais il n'en est aucune qui puisse obliger à priver l'enfant du lait d'une nourrice, si ce n'est celui d'une mauvaise conformation de la bouche qui s'oppose à ce qu'il puisse téter, telle que le bec de lièvre, par exemple, dans lequel la gencive et les lèvres étant divisées profondement la succion devient quelquefois impossible, ou du moins très difficile; il peut en être ainsi dans quelques autres cas rares de mauvaise conformation de certains autres organes ; mais je n'ai pas à m'étendre sur ce sujet, attendu que les parents s'adresseront toujours à un médecin pour savoir ce qu'ils doivent penser de phénomènes aussi bizarres. Quand l'enfant ne voudra pas prendre le sein on le nourrira avec le biberon ou autrement, ainsi que je le dirai un peu plus tard, au chapitre de l'allaitement artificiel ; je dois ici seulement dire quand et comment on devra empêcher la nourrice de donner à téter. Toutes les fois qu'une nourrice a éprouvé un violent mouvement de chagrin ou de colère, elle est agitée, elle dort mal, le lait s'altère, et le nourisson qui tête sur ces entrefaites est atteint le plus souvent de diarrhée, de coliques ; il perd le sommeil, il peut tomber dangereusement malade et succomber même à des convulsions, comme cela s'est rencontré quelquefois. Il n'y a pas d'autre moyen pour éviter ces accidents que de priver l'enfant du lait de sa nourrice, pendant tout le temps que cette dernière se sentira sous le poids d'une émotion vive. — Les violentes situations de l'âme peuvent amener dans la sécrétion du lait un trouble profond et altérer ce liquide d'une manière très-funeste au nourrisson. Il est inutile de faire remarquer que plus l'enfant est jeune, moins son alimentation est variée (elle ne se compose que de lait dans les premiers mois de son existence), plus les altérations du lait lui sont pernicieuses. Quant à ce que sont ces altérations, et à la manière dont elles se produisent, ce sont là des secrets de la nature; il faudrait pouvoir se rendre un compte bien exact, du mécanisme de la sécrétion physiologique du lait, pour avoir sur ses perturbations des notions exactes. Cependant, afin d'en donner une idée je rapporterai l'observation suivante de deux très-savants médecins, faite sur le lait d'une nourrice qui prenait des attaques de nerfs « : Nous fûmes surpris un jour, disent-ils, de ce que le lait du matin était sans couleur, et presque transparent, et de ce qu'il était devenu, en moins de deux heures, visqueux à peu-près comme du blanc d'œuf. Ce lait avait été tiré à huit heures du matin ; celui de onze heures était un peu plus blanc ; mais celui du soir avait la couleur naturelle, et ne contractait plus de viscosité. Le cinquième jour, les mêmes changements parurent de nouveau, et nous apprîmes en même temps que la nourrice avait eu la veille, et pendant la nuit, une attaque de nerfs assez considérable ; enfin, dans l'espace de deux mois, nous avons eu l'occasion d'observer plusieurs fois les mêmes phénomènes, et la preuve en même temps qu'ils n'avaient lieu que quand la nourrice éprouvait de l'altération dans sa santé.

Une mauvaise alimentation peut aussi avoir sur le lait une influence fâcheuse, de laquelle un enfant se ressentira. Mais lorsqu'on a reconnu cette cause aux accidents qui peuvent se montrer, il serait déraisonnable de changer de nourrice, sous prétexte d'avoir un meilleur lait ; ce qu'il y a de mieux à faire, c'est de réformer le régime de la nourrice. Il en est il est, vrai, qui ne veulent pas s'abstenir de fruits verts, de salades, de salaisons, quelquefois même de spiritueux, toutes choses qui, prises en excès, sont malsaines ; ces nourrices se cachent pour satisfaire leurs goûts. C'est tantôt en l'absence des parents et tantôt pendant la nuit qu'elles se livrent à ces écarts de régime ; après un ou deux avertissements, on est bien obligé, lorsqu'on a affaire à de pareilles femmes, de les renvoyer ; mais il faut autant que possible, lorsqu'on se trouve dans la nécessité de congédier une nourrice, en avoir une autre sous la main avant de lui donner son compte, car on pourrait se trouver, comme on dit, sur le pavé, et l'enfant en souffrirait. Il arrive aussi souvent dans de telles circonstances que pressé par les événements on prend la première nourrice qui se présente; on tombe le plus ordinairement encore plus mal que la première fois, et il n'y a plus de raison pour que cela finisse.

Certaines maladies de la nourrice, en dehors de mauvaises habitudes, de défauts de caractère peuvent forcer à suspendre l'allaitement; mais avant de parler de ces maladies, je dois mentionner en quelques lignes un fait qui se présente assez fréquemment: le retour des règles, et l'apparition d'une nouvelle grossesse.

On sait qu'il n'est point rare de voir les règles apparaître chez une nourrice, pendant les premiers temps même de l'allaitement. Je ne dirai rien des altérations que le lait peut en éprouver, en ce lieu, me réservant d'en parler au dernier chapitre de ce livre ; mais il est bon qu'on sache, dès à présent, que ce phénomène que beaucoup de personnes considèrent comme très-fâcheux, n'est pas, le plus souvent, accompagné des moindres accidents. Parce que les règles reparaîtront, ce ne sera donc pas une raison d'éloigner la nourrice et d'en prendre une autre immédiatement : il faut attendre quelques jours, et voir si l'enfant se dégoûte du sein et dépérit. Dans ce cas, on ne doit pas insister, mais bien se hâter de se pourvoir d'une autre nourrice, à moins que l'enfant ne soit en âge d'être sevré. Il serait plus raisonnable alors de supprimer complétement l'allaitement. Les premiers symptômes annonçant que le lait ne convient plus au nourrisson sont : la diarrhée, les coliques, un ventre un peu gros et douloureux ; quelquefois aussi on voit se developper des aphthes dans la bouche. Si, dans ce moment là, rien ne peut expliquer tous ces dérangements, comme, par exemple, une dentition difficile ou des vers, etc., on en concluera que le lait de la nourrice ne convient plus, et on fera ce que je viens de dire.

Non-seulement une nourrice peut avoir ses règles, sans que son nourrisson en souffre ; mais on en a vu plusieurs qui devenaient enceintes pendant le cours de l'allaitement, sans qu'il en résultât rien de fâcheux pour lui. C'est ainsi qu'un auteur d'un grand crédit cite une femme qui cessa d'allaiter un premier enfant, pour donner le sein à un second qu'elle venait de mettre au monde ; la même chose se renouvela plusieurs fois chez elle. Mais si, par exception, de semblables choses peuvent arriver, le plus souvent dès qu'une femme devient grosse, son lait s'altère devient plus séreux (c'est l'opinion des praticiens, mais ce n'est pas celle des chimistes ; voyez le dernier chapitre) ; il perd en même temps une partie de ses qualités, sa quantité diminue, et l'allaitement devient impossible. C'est pour cela que nous avons signalé les inconvénients qu'il y avait à ce qu'une femme s'approchât de son mari, étant nourrice. Ordinairement, je le sais bien, une femme qui nourrit et qui n'a pas ses règles, ne conçoit pas facilement ; mais il suffit que cela puisse arriver pour qu'on s'efforce de maîtriser chez les nourrices certains besoins de la nature. — Je renvoie, du reste, le lecteur à ce que j'ai dit au chapitre précédent.

Il est certaines maladies qui ne laissent pas le temps d'hésiter sur la conduite que l'on doit tenir. Il faut se hâter, par exemple, de retirer un enfant du sein de sa nourrice ; lorsque celle-ci prend une maladie contagieuse, comme la petite vérole, la gale, une maladie vénérienne, la scarlatine, la suette miliaire.

Si une nourrice est atteinte d'une fièvre grave, intermittente, typhoïde, d'une fluxion de poitrine, d'une pleurésie, on doit en prendre une autre sur-le-champ. J'ai été cependant témoin d'un fait digne de remarque: Une jeune femme, âgée de 28 ans, qui venait d'accoucher fut prise d'une fièvre typhoïde, qui ne disparut qu'au 21me jour. Pendant tout ce temps, elle nourrit son enfant qui resta malingre et très-chétif, autant de jours que sa mère fut malade; il entra, pour ainsi dire, en convalescence avec elle sans qu'on s'occupât de lui le moins du monde, et à mesure que la santé de la mère se rétablit, l'enfant prit des forces et se développa, de telle sorte qu'arrivé à l'âge d'un an, il était aussi gros et aussi bien portant que d'autres enfants de son âge qui avaient sucé toujours un lait convenable. A la campagne, il faut qu'une femme soit bien malade, pour qu'elle cesse de nourrir ; il ne résulte pas toujours de cette fâcheuse conduite de bien graves accidents; mais, le plus souvent l'enfant dépérit d'une manière très-sensible, et il n'est pas toujours aisé de le ramener à la santé. De toutes les maladies des nourrices, celles qui nuisent aux nourrissons de la façon la plus remarquable sont peut-être les hemorrhagies considérables, les pertes blanches, et, en un mot, tout ce qui affaiblit le plus la constitution. A moins donc qu'une nourrice ne soit que légèrement indisposée, et que cette indisposition ne dure que 2 ou 3 jours, on devra toujours, par prudence, se procurer un lait meilleur, à moins aussi que l'enfant, venant à contracter, dès le début, la maladie de sa nourrice, il ne devienne nécessaire de garder celle-ci, afin qu'en lui faisant prendre certains médicaments qui lui conviennent, on ne puisse espérer que ces remèdes passant dans son lait, arrivent, par ce moyen, au nourrisson, qui en profitera en même temps. Comme je me propose de m'étendre un peu longuement sur ce sujet dans la seconde partie de ce Manuel, je n'en parlerai pas plus amplement ici.

Il est certaines maladies assez fréquentes, desquelles nous allons nous occuper maintenant, qui fournissent aussi aux parents des indications très-claires sur la conduite qu'il doivent tenir vis-à-vis des nourrices qui en sont atteintes; je veux parler des maladies du sein. Tous les auteurs qui ont écrit sur le même sujet que moi, ne sont pas du même avis sur ce qu'on doit faire quand une nourrice est prise d'inflammation, d'engorgement, d'empâtement, de gerçure, de crevasses, d'abcès, d'ecchymoses du sein: les uns veulent que l'on continue l'allaitement; le plus grand nombre sont d'avis qu'il est urgent de le cesser. Ces derniers sont les plus prudents : il y a certaines mesures à garder cependant vis-à-vis des nourrices. Il est des cas si peu graves, des engorgements si faibles, des crevasses si légères, qu'on doit y regarder à 2 fois avant de renvoyer une nourrice pour aussi peu de chose. C'est là ce qui va faire le sujet du chapitre suivant.

CHAPITRE XII.

Des éruptions, des excoriations, des gerçures, de l'engorgement, des abcès du sein, pendant l'allaitement.

Il survient assez fréquemment chez les nourrices des éruptions au mamelon et à l'auréole ; ces parties sont rouges, il en suinte une humeur roussâtre qui donne naissance à des croûtes grises ou brunes. Cette affection eczémateuse peut être de nature syphilitique, ou bien ne reconnaître d'autre cause qu'une irritation locale. Dans le premier cas, il faut se hâter de renvoyer la nourrice ; dans le second, on peut quelquefois, en supprimant l'allaitement du côté malade, espérer de voir disparaître promptement la maladie, surtout si l'on fait un traitement convenable. Toutefois, l'enfant ne doit point prendre le sein affecté, car il pourrait lui survenir à lui-même une éruption de même nature; ou bien, il absorberait avec le lait une partie de l'humeur qui s'écoule, ce qui pourrait lui nuire.

Lorque des enfants très-forts et très-voraces ont des nourrices jeunes, lymphatiques, et dont la peau est-très fine, surtout si elles nourrissent pour la première fois, le mâchonnement du mamelon, l'écoulement du lait, et la salive de l'enfant, font souvent naître des excorations soit à la base du mamelon, soit sur le mamelon lui-même qui, étranglé et rongé par elles, peut dégénérer, changer de nature et même se détacher. Il s'écoule un liquide mélangé de pus, qui contribue aussi à entretenir et à étendre le mal. Ici les indications sont encore ce qu'elles étaient dans le cas d'eczéma; si l'on ne se décidait pas à retirer l'enfant, il faudrait adapter au mamelon, un

BIBLIOTHÈQUE IMPÉRIALE IMPR.

bout de sein artificiel qui faciliterait singulièrement la guérison des gerçures du sein. Il faut avoir soin d'enduire d'un corps gras le bout de sein artificiel avant de l'appliquer et de le nettoyer chaque fois. On a soin, en même temps, de laver le sein avec de l'eau salée, avant que la nourrice ne donne à téter.

On a remarqué que les aphthes, le muguet des nouveau-nés, coexistaient souvent avec les gerçures du sein des nourrices. On ne sait pas si les gerçures sont dues aux aphthes, ou si les aphthes sont dues aux gerçures; mais ce qui n'est pas douteux, c'est que la mauvaise influence se fait sentir de part et d'autre. En général, les gerçures du sein ne doivent point faire suspendre l'allaitement ; on les traite convenablement, on adapte un bout de sein (1) et la nourrice continue à donner à

(1) Les bouts de sein les plus convenables, sont ceux en tétine de vache, faits d'après le procédé de Mme Breton, ou bien ceux de liége ou d'ivoire ramolli.

téter. Mais si l'enfant maigrissait, si la femme elle-même s'affectait, il conviendait de ne pas attendre et de changer de nourrice.

L'eczèma, les excoriations, les gerçures du mamelon peuvent produire des altérations profondes du sein, telles que des engorgements, des inflammations, des abcès. Ces différentes lésions peuvent survenir aussi par d'autres causes et se montrer tout d'abord dans l'intérieur de la mamelle ; quoi qu'il en soit de leur origine, il convient, lorsqu'on soupçonne quelque altération de la glande, d'examiner le lait au miscroscope. Dans le cas où l'on y reconnaîtrait du pus ou du sang, on discontinuera immédiatement l'allaitement. Un médecin peut seul, du reste, se prononcer sur ce qu'il y a à faire dans cette occurrence. Je n'en dirai pas d'avantage sur ce sujet ; dans tous les cas, on ne doit pas croire qu'un léger empâtement du sein, ou qu'un peu de rougeur de cet organe puisse avoir immédiatement une bien fâcheuse influence sur la santé du nourrisson;

mais si la nourrice prend en même temps de la fièvre, tombe dans la tristesse, se tourmente; si la sécrétion du lait semble se ralentir et se suspendre, il convient, sans plus attendre, d'en chercher une autre.

Je termine ce que j'avais à dire, en faisant observer qu'il survient assez souvent, chez les femmes qui viennent d'accoucher, de l'empâtement, de l'engorgement, des duretés du sein, et ce qu'on appelle vulgairement le poil. (1) Ces différents états peuvent s'accompagner d'un peu de fièvre, de douleur et de malaise. Si tout cela n'est pas de longue durée et se calme peu-à-peu en 5 ou 6 jours, il n'y a pas à s'en occuper, le nouveau-né peut continuer de téter sans qu'on en conçoive d'inquiétude.

Les engorgements, les inflammations, les

(1) On nomme encore cordes de lait, les durillons, les espèces de cordons qui surviennent quelquefois peu de jours avant l'accouchement, et qui disparaissent sous l'influence des succions du nouveau-né.

phlégmons du sein surviennent surtout chez les nourrices après un refroidissement de la mamelle, lorsqu'elles donnent à téter sans se prémunir contre le froid ; c'est là la cause la plus fréquente de ces dernières maladies. Les engorgements laiteux se montrent souvent quand les nourrices donnent trop rarement le sein à leur nourrisson; enfin l'abus des boissons stimulantes, et les écarts de régime produisent encore assez fréquemment les différentes altérations du sein dont je viens de parler. On voit d'après cela quelles sont les précautions que doit prendre une femme qui nourrit pour se mettre à l'abri des maladies du sein, fréquentes pendant le cours de l'allaitement.

CHAPITRE XIII.

Des ecchymoses du sein pendant l'allaitement.

On appelle ainsi des taches plus ou moins larges, brunes, jaunâtres, quelquefois un peu grises, qui surviennent à la peau du sein. Elles se montrent à la suite de coups, de contusions, de froissement; c'est là le cas le plus ordinaire, mais elles peuvent survenir spontanément, c'est-à-dire sans cause apparente : elles sont le résultat d'épanchement du sang dans les mailles des tissus, hors des vaisseaux qui le contiennent, et dans lesquels il circule, de telle sorte qu'une fois extravasé, il séjourne dans les parties où il s'est répandu, et prend, au fur et mesure qu'il est absorbé, des teintes différentes; et ainsi une ecchymose, ordinairement brune à son début, deviendra jaunâtre, puis grise vers sa fin. Ces épanchements de sang, quand ils ne sont pas dus à un froissement des tissus, le sont ordinairement à un appauvrissement du sang de la nourrice, qui peut être anémique, ou atteinte de scorbut. Lorsqu'ils proviennent de coups, de blessures, de froissements, et qu'ils sont peu étendus, sans douleur bien vive, sans tuméfaction, en un mot, sans qu'ils s'accompagnent d'inflammation, il ne faut point s'en inquiéter : ils ne sont point un empêchement à l'allaitement: mais si on croit pouvoir les attribuer à un état maladif de la nourrice, il devient essentiel de s'en préoccuper, de surveiller les digestions du nourrisson, et au moindre indice morbide de le sevrer ou de le changer de nourrice; car, sans qu'il soit besoin d'avoir recours à un examen microscopique du lait, on peut être certain que ce liquide est plus ou moins altéré. Je ne parle pas du traitement de ces ecchymoses, ce qui serait hors de lieu ici ; mais je veux citer un exemple du fâcheux état dans lequel peuvent tomber les enfants quand la nourrice est atteinte de ces sortes d'epanchements sanguins, sans cause bien appréciable d'abord, et lorsqu'il sont symptomatiques d'une maladie générale.

Une jeune femme bien constituée, et ayant eu jusqu'alors une robuste santé, fit appeler un jour un médecin, pour des palpitations, des douleurs de tête , et des maux d'estomac, qui résistèrent à toute espèce de moyens; cette femme, qui nourrissait, avait éprouvé de violents chagrins pendant sa grossesse, et des pertes sanguines considérables après son accouchement, qui lui avait donné un gros garçon, de bonne mine. Quelques jours après la première visite qu'on lui fit, cette jeune mère fut prise d'une hémorrhagie par le nez, assez forte, et à la suite de laquelle des taches de différentes grandeurs apparurent à la peau. Ces taches n'étaient autres que celles qui surviennent dans le pourpre hémorrhagique ; il s'en montra une très-grande au sein droit. Voyant que cette femme était très-abattue et que son état empirait de plus en plus, on lui conseilla de cesser l'allaitement de son enfant, qui s'affaiblissait chaque jour ; mais comme elle était pauvre, et qu'il lui était impossible de prendre une autre nourrice, elle continua ses fonctions maternelles, de telle sorte que l'un, peut être, entraînant l'autre vers sa ruine, la mère et l'enfant moururent ensemble, au bout de très peu de temps. Cet exemple prouve que les ecchymoses du sein des nourrices pendant l'allaitement devront toujours attirer la sérieuse attention des parents, et cela moins, à cause du danger qu'elles entraînent par elles-mêmes, que parce qu'elles peuvent être les indices d'une maladie grave de la nourrice.

CHAPITRE XIV.

De quelques tumeurs du sein.

Les tumeurs du sein peuvent dater de longtemps ou être de récente formation. Dans le premier cas, elles consistent ordinairement en une altération de la glande proprement dite, ou en une production morbide, existant dans un des tissus du sein. Beaucoup de femmes croient, dès qu'elles s'aperçoivent d'une grosseur tant soit peu sensible de la mamelle, qu'elles sont atteintes d'un cancer, et la démoralisation est la compagne ordinaire de cette funeste idée, qui est en même temps, on ne peut plus fausse. Il peut y avoir dans le sein une foule de tumeurs qui ne soient point des cancers; je ne peux pas m'étendre sur cette matière, je sortirais de mon sujet; mais j'ai voulu en dire quelques mots, parce qu'il importe beaucoup qu'une femme qui vient d'accoucher, et qui s'aperçoit, par exemple, d'un engorgement mammaire, n'aille pas immédiatement croire à l'existence d'une maladie qui ne pardonne pas: il n'en est presque jamais ainsi; mais, quoi qu'il en soit, le médecin seul peut juger de l'opportunité de l'allaitement maternel, lorsqu'il se présente des cas de ce genre. Si la grosseur du sein existait avant que la femme fût enceinte, et avant l'accouchement, qu'elle ait été indolente et sans inflammation, il n'y a pas ordinairement là une raison qui puisse empêcher la mère de nourrir; dans les cas ou la tumeur, au contraire, est survenue après la couche, on doit y prendre garde; car alors elle peut être due à plusieurs causes, et être suivie des accidents que nous avons signalés plus haut.

CHAPITRE XV.

Du changement de nourrices.

On peut se trouver dans la nécessité de changer de nourrice pendant le cours de l'allaitement, soit qu'elle tombe malade, comme nous venons de l'établir, soit que la sécrétion du lait vienne à cesser, phénomène qui peut être dû à plusieurs causes; d'autrefois, c'est parce qu'une nourrice se conduit mal, ou parce qu'elle maltraite son nourrisson, ce qui n'est malheureusement pas très-rare, qu'on se voit obligé de la renvoyer. Le plus souvent, les enfants qui sont allaités successivement par plusieurs nourrices (on en rencontre qui l'ont été par trois ou quatre différentes), n'en éprouvent aucun accident, et se développent régulièrement, comme s'ils n'en avaient jamais eu qu'une seule ; la nécessité où l'on peut se trouver de changer de nourrice, n'est donc point aussi effrayante que beaucoup de personnes se l'imaginent, et il vaut infiniment mieux renvoyer une mauvaise nourrice, que de la garder. Néanmoins, il est toujours préférable, quand une nourrice est passablement bonne, de la conserver ; si on prévoit qu'on ne pourra point le faire, il faut se hâter de se pourvoir ailleurs avant de la remercier ; car, pendant le temps qui s'écoulerait du jour où on lui déclare qu'elle ne peut rester jusqu'à celui ou elle s'en va, la nourrice n'ayant plus de motifs pour bien se comporter, tout irait au pis. Autant que possible, on prendra pour la remplacer une femme dont le lait aura le même âge ; il n'est pas indifférent non plus de remplacer une nourrice dont le lait aurait été abondant, par une autre qui en aurait très-peu ; une nourrice forte et bien constituée par une autre faible et d'un mauvais tempérament ; en un mot, on devra, autant que possible, s'efforcer de trouver mieux, sous tous les rapports, dans la nouvelle que dans l'ancienne. Il va sans dire que ces observations ne s'appliquent point aux nourrices dont on se défait parce qu'elles manquent de lait, mais bien à celles qu'on est obligé de renvoyer par suite de défauts graves ou de maladies. La plus grande prudence doit toujours présider au changement de nourrice ; il ne doit se faire qu'après de mûres réflexions, et lorsqu'on a acquis l'intime conviction que cette sorte de perturbation apportée à l'allaitement devient une nécessité de force majeure.

Dans le choix qu'on aura à faire d'une 2me ou d'une 3me nourrice, on se guidera d'après les mêmes principes qui ont dû présider au choix de la première. Si ces principes étaient plus scrupuleusement suivis, on éviterait bien souvent à un enfant ces changements qui, s'ils ne sont pas nuisibles, ne sont du moins jamais sans quelques inconvénients, et causent toujours beaucoup d'ennuis aux familles.

CHAPITRE XVI.

De l'allaitement artificiel.

L'allaitement est artificiel toutes les fois qu'un enfant n'est point allaité par sa mère ou par une nourrice. Il peut se présenter des cas où il serait impossible de nourrir un nouveau-né autrement qu'en lui faisant prendre du lait de vache ou de chèvre, à l'aide de procédés qui se rapprochent de celui qu'emploie la nature dans l'allaitement naturel. Ainsi, dans les hôpitaux, comment pourrait-on trouver un nombre suffisant de nourrices pour suppléer au défaut de mères ? Dans la classe pauvre, quand une femme qui vient d'accoucher tombe malade, et cela est commun, il faut bien suppléer au lait maternel que réclame son enfant. Dans la classe riche, quand on renvoie une nourrrice et qu'on n'en a pas d'autre sous la main pour la remplacer, l'allaitement artificiel devient encore une nécessité; il peut se faire enfin, comme je l'ai déjà dit, qu'une mauvaise conformation de la bouche, du palais, etc, empêche l'enfant de téter; il peut être pris de certaines maladies qui doivent lui faire refuser le sein : telles sont, par exemple, une affection vénérienne, une diphtérite ; je reviendrai plus tard sur ce dernier point. Chaque fois donc qu'un enfant puiserá le lait qui doit le nourrir ailleurs que dans le sein d'une nourrice, il y aura allaitement artificiel.

Le lait des animaux remplace d'autant mieux celui de la femme, qu'il se rapproche plus de ce dernier par sa composition chimique et par son aspect. Il en est qui peuvent parfaitement lui être substitués dans l'alimentatien de la première enfance, et qui, donnés exclusivement à un nouveau-né suffisent à tous ses besoins: tels, parexemple, le lait de chèvre, et plus communément celui de vache; le lait d'ânesse conviendrait encore mieux, mais il est souvent difficile de se le procurer, et pour ce motif il est peu employé. Si l'on veut se rendre compte des éléments de composition de ces différents laits, on consultera les tableaux comparatifs placés à la fin de cet ouvrage. (1)

L' allaitement artificiel doit être rejeté toutes les fois qu'il est possible de se procurer une nourrice.—J'ai vu plusieurs fois, à la campagne, des femmes qui, pour une raison ou pour une autre, ne pouvant allaiter leurs enfants, leur faisaient téter une chèvre. L'enfant profite bien

(1) On vient d'inventer tout récemment un lait artificiel, que l'on se procure en faisant bouillir, dans une marmite, de papin, des os, de la viande et de l'eau. Ce lait qui, si l'on en croit M. Piorry, a tous les caractères du lait ordinaire, pourrait peut-être, avec avantage, remplacer celui-ci dans l'allaitement artificiel. C'est une expérience qui n'a pas, que je sache, été encore faite.

lorsque la chèvre est docile ; il n'est pas vrai, comme on l'a souvent répété, que les enfants nourris de la sorte prennent du caractère vagabond et léger de leur nourrice. — Quoiqu'on ait pu observer (ce qui est très-douteux), suivant quelques-uns, que des lionceaux allaités par une vache ou par une chèvre, étaient devenus aussi privés que leur nourrice, et qu'on ait vu, au contraire, des chiens allaités par une louve dégénérer en animaux féroces et cruels. Quoi qu'il en soit, l'allaitement des enfants par un animal quelconque, ne sera jamais mis en pratique par une mère, qui, ne pouvant allaiter elle-même, aura la facilité de se faire remplacer par une autre personne dans cette œuvre intéressante.

Lorsqu'on donne à un enfant du lait de vache, on le lui fait prendre à l'aide d'une téterelle. Il en existe une foule de variétés, que je ne décrirai pas, et que tout le monde connaît ; la meilleure est celle à tétine de vache, en ivoire ramolli et percé d'un trou au sommet. Le lait est coupé avec de l'eau de guimauve tiède, et légèrement sucrée. Il serait bien préférable, au lieu d'employer ces infusions désagréables et fort en honneur, d'user de bouillons de veau ou de poulet, qui auraient eux-mêmes, une légère propriété nutritive, et ne donneraient pas au lait une saveur qui souvent répugne aux enfants. Au lieu de biberon, on peut se servir avec avantage d'une simple tasse. Pendant les premiers temps, l'enfant boit avec difficulté ; mais il s'habitue bien vite à ce procédé, qui a l'avantage de ne pas obliger les parents ou les bonnes de porter constamment sur eux un instrument incommode, et souvent difficile à remplacer dans le cas où on viendrait à le briser ou à le perdre. On conçoit bien, du reste, que, lorsqu'on a recours à l'allaitement artificiel par suite d'un vice de conformation qui empêche l'enfant de téter, on est bien obligé de renoncer à l'emploi du biberon et de recourir au dernier moyen que je viens d'indiquer.

Le régime de l'enfant soumis à l'allaitement artificiel, sera le même que celui du nourrisson qui téte ; je n'ai donc rien à ajouter, sinon que l'on devra avoir plus tôt recours que dans toute autre circonstance à l'alimentation transitoire du sevrage, composée de potages, soupe, etc.

CHAPITRE XII.

Du sevrage.

Il arrive un moment où le lait ne peut plus suffire au nourrisson, et où il lui faut avoir recours à un autre mode d'alimentation transitoire entre l'allaitement et le régime définitif. C'est le façonnement, si je puis me servir de cette expression, des organes à cette nouvelle manière de vivre que l'on appelle sevrage. Il consiste à supprimer le sein de la nourrice à l'enfant, et à l'habituer peu-à-peu à un nouveau genre d'aliments, pris complétement dans le monde extérieur. L'évolution de la nutrition présente trois phases distinctes dans le développement humain.

Dans la première l'enfant qui, greffé sur sa mère, y végète comme la plante attachée au sol par les racines, y puise des sucs nutritifs. C'est là, la vie utérine analogue à celle du jeune oiseau dans la coque de l'œuf qui lui fournit les premiers éléments de son organisation.—Plus tard l'enfant vit encore aux dépens de sa mère, quoique, d'une vie propre et distincte. En cela consiste l'allaitement. Enfin, et en dernier lieu, façonné en quelque sorte à la vie commune, il ne demande plus qu'aux substances alimentaires extérieures, les matériaux d'animalisation qui lui sont nécessaires.

Rien n'est plus intéressant que d'étudier au double point de vue physiologique et philosophique, ce premier âge de l'homme, et de suivre en même temps que le développement des organes, celui des besoins auxquels ils doivent satisfaire.

Dans la vie embrionnaire, dans cette existence qui se crée dans la profondeur des organes maternels, l'embrion commence par n'être qu'une substance pour ainsi dire amorphe. De ce peu de matière gélatineuse qui doit plus tard donner naissance à un être humain doué de facultés vitales et intellectuelles, doivent d'abord surgir peu-à-peu une multitude d'éléments organiques, ceux de la vie végétative, ceux ensuite de la vie de relation. Les premiers sont ceux dont le développement se fait le plus complétement dans le sein de la mère, et qui sont le plus aptes à fonctionner dès la naissance du petit. Il est clair qu'il devait en être ainsi ; car ces divers organes seront les foyers de la vie, et les élaborateurs des organes secondaires. Leur développement devait être un des premiers à se faire ; mais, ne pouvant se faire par lui-même, il était de toute nécessité que les éléments de leur formation arrivassent tout préparés, tout façonnés, par l'intermédiaire de la mère. C'est ce travail de construction qui constitue la vie intra-utérine. Aussitôt que ce développement nécessaire s'est produit le nouvel être se détache de la mère , comme la graine mûre pour la germination. Il arrive au dehors , mais c'est avec un système d'organes inhabiles , faibles , qu'un rien pourrait détruire ; il sort d'un milieu chaud et fécondant, pour entrer dans un autre froid et ingrat. Heureusement, là se trouvent, l'attendant avec amour, et la tendresse et le sein maternels. L'une le garantit des outrages du monde extérieur, l'autre lui continue une partie de cette nourriture élaborée qu'il recevait naguère à l'état plus parfait encore. Hier , c'était du sang qu'il lui fallait pour croître, aujourd'hui le lait, qui est, comme on le sait, la plus complète des substances alimentaires, lui suffit. L'estomac a peu à faire pour l'élaborer, et l'assimilation est facile. Mais un animal quelconque ne peut constamment vivre du produit d'un autre animal : la vie en général serait impossible , car il faut toujours en dernier lieu que l'un puise au dehors ce qu'il donne à l'autre; c'est là en fin de compte, à quoi doit aboutir l'existence adulte. C'est à cette transition nouvelle de l'allaitement à la vie indépendante que tend et aboutit le sevrage.

Il résulte de ce que je viens de dire que l'alimentation de l'enfant que l'on sèvre doit se composer de substances facilement assimilables, renfermant sous un petit volume beaucoup de principes nutritifs. L'enfant n'ayant pas encore une dentition assez complète pour mâcher suffisamment les aliments, il doivent être mous, à demi liquides. — S'ils étaient irritants, l'estomac en souffrirait, c'est dire qu'ils doivent être de saveur douce, sucrés, peu salés et sans condiments excitants ; le régime doit être à peu de chose près celui d'un convalescent. La plupart des préparations que j'ai indiquées en parlant du régime du nourrisson trouvent ici leur emploi, seulement on insistera moins sur la bouillie. Beaucoup de potages, un peu de viande blanche coupée menue, des fruits bien mûrs, en petite quantité, une petite quantité de vin peu alcoolique coupé de beaucoup d'eau, le vin de Bordeaux par exemple ; tels seront les principaux aliments dont devra se composer le régime de l'enfant au sevrage. On variera du reste autant que possible les différents mets, de telle sorte que l'enfant s'habitue peu-à-peu aux repas de la famille en ayant toujours égard aux observations faites plus haut. A mesure que l'enfant s'éloignera du moment de l'allaitement, on pourra s'en écarter ; mais toutefois, ce ne sera jamais sans bien se rappeler qu'on a affaire à un estomac débile et facilement irritable.

Quant à l'ordre des repas, voici ce que tous les hommes compétents sur la matière s'accordent à dire : le déjeûner aura lieu à 7 ou 8 heures du matin, un peu plus tôt en été, un peu plus tard en hiver. Autant que possible on ne donnera que de la soupe ou un potage au maigre ou au gras, un peu de vin étendu d'eau et sucré.

Vers midi, second repas composé de substances de digestion un peu plus difficile, de viandes blanches, de volaille, une petite soupe en commençant. Si l'enfant digère bien, un peu de mouton ou de ragout conviennent également. Un œuf à la coque ou sur le plat, sans poivre.

A quatre heures ou un peu plus tôt, si l'enfant le demande, il goûtera, de confitures, d'un peu de pain et de chocolat, d'un fruit. Ce repas sera léger et les enfants s'habituent à le faire rapidement, sur le pouce comme on dit ; il peut se faire à la promenade ; la bonne ou la mère porteront, à cet effet, dans un petit panier, ce qui convient.

Enfin, au dernier repas, qui est le souper, on reviendra aux aliments donnés à midi, en ajoutant si l'on veut, quelques légumes bien cuits et en petite quantité, car autrement la digestion serait difficile et la nuit mauvaise.

Il ne convient nullement de bourrer un enfant de pâtisseries ou de friandises ; car outre qu'en général ces substances sont de digestion difficile, elles dégoûtent, comme je l'ai déjà dit, d'aliments plus convenables. Les enfants de la classe pauvre, qui n'en mangent jamais ou presque jamais, ne s'en trouvent pas plus mal ; mais, sous d'autres rapports, ils se trouvent dans une position des plus fâcheuses. Il est bien difficile d'établir pour ceux-ci des règles de sevrage; les parents souvent gênés, et dépourvus du nécessaire, sont obligés de s'écarter grandement de la ligne de conduite que nous venons de tracer. Aussi, chez-eux les indigestions et les maladies des intestins sont-elles fréquentes comme nous le verrons plus loin.

Je n'ai rien dit de l'âge le plus convenable pour le sevrage, de l'époque à laquelle il doit se faire de préférence. De douze à quatorze mois les enfants se sèvrent parfaitement ; quelquefois un peu plus tôt, rarement plus tard, à moins que l'enfant ne soit atteint de certaines maladies qui réclament la continuation du régime lacté. Dans ce cas, si la maladie ne tient pas à la mauvaise qualité du lait de la nourrice, il faudra attendre qu'il soit guéri. Les saisons très-chaudes ou très-froides conviennent moins que le printemps ou l'automne pour le sevrage ; mais on ne peut, en ceci, rien établir d'absolu, et en somme, on peut sevrer un enfant dans toutes les saisons et par tous les temps.

Dès que l'enfant n'est plus porté sur les bras de sa nourrice et qu'il peut marcher, on lui met des vêtements plus convenables que ceux qu'il avait d'abord. Je n'ai pas trop à m'étendre sur ce sujet, on comprend assez qu'ils doivent se rapprocher des vêtements d'un âge plus avancé ; l'essentiel, c'est qu'un enfant soit bien couvert, sans l'être trop ; que ses mouvements ne soient point emprisonnés dans des liens étroits ; qu'il puisse marcher, courir librement. Ces vêtements seront de toile ou de coton pendant l'été, de coton au printemps, et de laine en automne et pendant l'hiver. Les enfants devront avoir les pieds chaudement enveloppés et les jambes bien couvertes ; mais il faut se garder de les couvrir de flanelle quand ils se portent bien, on les rendrait très-susceptibles de s'enrhumer et même de tomber gravement malades si ensuite on la supprimait

Je ne saurais trop m'élever contre ces fâcheuses pratiques, fort à la mode de nos jours, qui consistent à mettre des pantalons aux petites filles, et à laisser les jambes des petits garçons presque complétement nues, on leur serre la taille, on leur met des jupes bouffantes. On rougirait, au contraire, de leur faire porter l'ancien petit bourrelet que j'ai recommandé plus haut et qui préserve leur tête dans les chutes fréquentes qu'amènent les pas chancelants de cet âge. On les promène tête nue pour laisser voir de jolis cheveux et une mine fraîche ; on dessine la taille des petites filles à l'aide de corsets; enfin, on fait des enfants de véritables petits pantins, chose que toute personne sage doit trouver ridicule. Si bien des parents n'écoutaient pas plus une vanité déplacée que le bon sens, ils verraient, en même temps, que tout ceci est non-seulement niais, mais ce qui est pis, nuisible à la santé et au développement des organes.

J'ai dit précédemment, en parlant de l'hygiène du nourrisson, qu'il était bon de coucher l'enfant vers le milieu du jour; c'est encore à l'époque du sevrage un besoin de cet âge remuant et agité. L'enfant est bientôt fatigué de tous les mouvements auxquels il se livre; il a besoin de repos, et un sommeil d'une heure ou deux convient parfaitement. Dès qu'un enfant devient grognon, qu'il pleure, qu'il s'irrite, on le met dans son berceau et on l'abandonne à lui-même: bientôt il s'endort. Il convient de le coucher autant que possible à la même heure. On le laisse s'éveiller de lui-même et on le lève immédiatement; c'est ordinairement à l'heure du troisième repas qu'on lui fait faire quelques instants après. Mais, s'il est bon de laisser dormir les enfants au milieu du jour, pendant les premiers temps, il ne convient pas, plus tard, de leur laisser cette habitude. Vers vingt mois ou deux ans, il est bon de les tenir levés tout le jour, pendant l'hiver surtout ; car, comme on l'a très-bien fait observer, c'est l'heure la plus propre à la promenade, et il serait mauvais de laisser au lit un enfant pendant le temps le plus convenable pour sortir. L'enfant, une fois sevré, il ne convient nullement de le lever pendant la nuit pour lui donner à manger, c'est là une fâcheuse manière d'agir ; les enfants peuvent très-bien passer la nuit sans rien prendre, et lorsqu'on les assujettit de bonne heure à cette règle, ils en prennent vite l'habitude et ne s'en portent que mieux. On ne devra donc faire attention aux cris et à l'agitation d'un enfant pendant la nuit, qu'autant qu'il serait malade ou qu'il éprouverait quelque besoin naturel. On devra aussi ne laisser jamais les enfants s'endormir sur les bras ou les genoux de leur bonne. Voici un exemple et les conseils que donne à cet égard un médecin très-distingué et très-versé dans l'étude des besoins de l'enfance :

« L'un de mes enfants était entre les mains d'une vieille bonne en qui j'avais d'autant plus de confiance qu'elle en avait élevé plusieurs autres avec succès. Cette femme avait cru bien faire en prenant le soin d'endormir l'enfant avant de le mettre dans son berceau, et, chaque fois qu'il s'éveillait pendant la nuit, elle le prenait dans ses bras, le promenait, le dandinait jusqu'à ce qu'il fût endormi de nouveau ; puis, la même circonstance se renouvelait bientôt, et l'enfant avait fini, comme il ne peut manquer d'arriver en pareil cas, par se réveiller sans cesse, et il passait ainsi la plus grande partie de la nuit dans ces alternatives de veille et de sommeil, bercé et recouché, et ne dormant véritablement que dans les bras ou sur les genoux de sa bonne. Cette méthode fut suivie jusqu'à l'âge de six mois.

« Une réforme devenait urgente, voici comment elle a été opérée : Je fis placer l'enfant tout éveillé dans son berceau, le soir, à l'heure où on le couchait; il se mit dans une grande colère, poussa des cris, pleura, s'agita, et se montra dans un veritable désespoir; son corps était tout couvert de sueur, l'eau ruisselait sur son visage.

« Je restai près de son lit; peu à peu il devint plus calme; il parut se résigner et prendre son parti; néanmoins ce ne fut qu'au bout d'une heure que le sommeil arriva ce premier jour. La nuit fut déjà meilleure, et l'enfant moins exigeant.

« Le lendemain, même mesure, mêmes cris et même douleur; mais après une demi-heure, tout était fini et l'enfant dormait. Le troisième jour, ce fut l'affaire d'un quart d'heure, et jamais depuis lors il ne fit la moindre difficulté pour être couché dans son berceau tout éveillé. Le sommeil arrive maintenant, à l'instant même, profond, régulier, et dure presque sans interruption pendant toute la nuit... »

Lorsque l'on est décidé à sevrer un enfant, il faut supprimer tout d'un coup l'allaitement. — On éloigne la nourrice, c'est là ce qu'il y a de mieux, ou bien, pour dégoûter l'enfant du sein, on en frotte le bout avec de l'aloës ou de l'absynthe, la saveur désagréable de ces substances éloigne bien vite l'enfant dès qu'il veut y porter la bouche. Le régime que l'on a fait suivre à l'enfant pendant les derniers mois de l'allaitement et tel que nous l'avons indiqué page 71, l'a suffisamment préparé au sevrage; on n'a donc pas d'autres précautions à prendre, à moins de diarrhée ou d'une autre maladie quelconque. Je renvoie ce que j'ai à dire à ce sujet, à la deuxième partie de cet ouvrage, et je termine ici ce qui a trait à l'allaitement proprement dit.

APPENDICE.

ÉTUDE SUR LE LAIT.

Tous les êtres vivants sont obligés pour entretenir chez eux les conditions de la vie, de puiser dans le monde extérieur des aliments qu'ils s'assimilent par diverses opérations simultanées ou successives, dont l'ensemble prend le nom de nutrition. La nutrition est un des caractères principaux de la vie.

Chez les mammifères, la nutrition (proprement dite) a pour base unique, dans les premiers temps de la vie, le liquide sécrété par les mamelles, organes caractéristiques de l'ordre : ce liquide, c'est le lait (1).

Le lait présente chez tous les mammifères des caractères communs.

(1) Je ne parle pas de l'air que les physiologistes considèrent comme une des sources de la nutrition.

Chez tous, il est blanc et composé d'une partie grasse qui surnage le reste du liquide, lorsqu'il est à l'état de repos ; d'une partie qui se caille et se prend en masse ; d'une troisième partie qui reste à l'état aqueux et contient différents éléments de composition, du sucre et des sels.

Le premier de ces éléments constitue le beurre, le second le caséum , le troisième le sérum ou le petit lait.

Le beurre n'est autre chose que la matière grasse séparée d'un peu de sérum et de caséum que contenait la crême, par le battage. Lorsque la crême est enlevée de la partie liquide sur laquelle elle monte en vertu de sa plus grande légèreté, il ne reste plus que le caséum et le sérum, qui contiennent encore cependant quelques parties grasses, mais en petite quantité. A ces deux substances, si on ajoute un acide, comme du vinaigre ou de l'acide tartrique, le caséum se prend en fromage, lequel doit encore sa couleur blanche aux parties grasses emprisonnées dans le caséum. Une fois séparé du caséum, le petit lait se présente comme un liquide un peu louche, acidule et d'un goût frais et légérement salé. Dans le sérum existent les différents sels et le sucre en dissolution. La séparation de ces éléments, quoique possible pour le lait de tous les mammifères, n'est pas également facile à opérer pour chacun d'eux ; un certain degré de chaleur la favorise.

Chez tous les mammifères, le lait présente ces qualités que nous trouvons très-apparentes dans le lait de vache, lequel est de tous le plus usuel.

Mais dans chaque espèce de mammifères le lait se compose :

De plus ou moins de beurre,

De plus ou moins de sucre,

De plus ou moins de caséum,

De plus ou moins de sérum,

Et enfin de plus ou moins de sels entrant dans la composition de ce dernier.

Chez la femme, le lait présente aussi des différences dans ces divers éléments, suivant certaines circonstances.

C'est l'étude de ces matières qui va faire l'objet de ce chapitre.

Les recherches sur le lait comprennent différentes sortes d'investigations.

Les unes se font sans l'intermédiaire d'aucun instrument, d'aucun moyen chimique ; elles sont à la portée de tous. Les organes des sens y suffisent; mais les résultats qu'elles donnent sont des plus incomplets, et considérés presque comme sans valeur dans l'état actuel de la science, car on n'arrive par elles qu'à constater les qualités grossières du lait, si je puis me servir de cette expression ; qualités connues depuis longtemps et sur lesquelles les progrès de la science (cela se conçoit) n'ont rien appris de nouveau.

Le lait pur est de couleur blanche, de saveur douce et sucrée.

Il se sépare de lui-même en 3 parties, que nous avons indiquées plus haut. Ces caractères sont communs au lait de toutes les femelles d'animaux mammifères; mais les notions acquises par les sens seuls et dépourvus d'intermédiaires, sont peu importantes relativement à la nature intime du lait. Pour arriver à la connaissance de ses éléments de composition, pour pouvoir les apprécier, on est obligé d'avoir recours à deux sciences, qui, dans ce dernier siècle surtout, ont fait d'immenses progrès ; je veux parler des sciences physiques et chimiques. Il est nécessaire, en effet, de recourir au microscope d'une part, et à l'analyse chimique d'une autre part, pour avoir sur le lait les notions qu'en a données la science à notre époque.

Le microscope indique quelle est la forme des éléments du lait, la présence de différentes substances étrangères au lait qui peuvent s'y trouver telles que le mucus, le sang, le pus, le colostrum, et enfin la richesse comparative en éléments essentiellement nutritifs de ce liquide.

De son côté, la chimie nous apprend quels sont les éléments de composition du lait, ce qu'il contient en matières grasses, en sucre, en sels, en eau, les changements de proportion de ces divers éléments suivant certaines circonstances, etc.

Le microscope et la chimie, combinant leurs efforts avec l'examen immédiat, direct, sont parvenus à donner sur le lait des notions très-intéressantes, et qui suffisent à l'apprécier dans ses propriétés principales. Nous allons résumer les résultats auxquels on est arrivé de nos jours, aidé de ces divers moyens que la science met à notre disposition.

Examen microscopique.

Cet examen se fait parfaitement à l'aide d'un microscope composé, grossissant d'environ 300 diamètres, en plaçant entre 2 verres très-purs, une gouttelette de lait sous l'objectif du microscope ; voici ce qu'on aperçoit :

Le lait des femmes accouchées depuis un mois et plus, qui offrent les apparences d'une bonne santé, qui par cette raison et par l'état de leurs nourrissons, peuvent passer pour bonnes nourrices, ce lait offre un grand nombre de globules parfaitement sphériques, à bords noirs et réguliers, libres d'adhérences entre eux, bien nets et sans mélange de corps étrangers, quoique variés dans leurs volumes depuis 1/500 jusqu'à 1/50 de millimètre environ ; le plus grand nombre est de grosseur moyenne, et ils sont proportionnés de telle sorte qu'on n'en voit pas de démesurément gros à côté de très-petits, et que le nombre des très-petits ne l'emporte pas sur ceux de moyenne grosseur.

Les caractères microscopiques du lait des femmes recemment accouchées ou du colostrum, sont très-différents de ceux du lait dont il vient d'être question : on y trouve bien encore quelques globules sphériques bien détachés les uns des autres ; mais on y voit aussi des corpuscules granuleux jaunes, très-distincts des globules du lait, et un arrangement particulier de ces derniers globules, resultant de la présence d'une matière muqueuse qui les lie entre eux.

Dans l'état normal et chez les bonnes nourrices, le colostrum disparaît du 10me ou 20me jour.

Mais on en retrouve les éléments à une époque beaucoup plus éloignée de l'accouchement, chez certaines nourrices dont le lait n'offre néanmoins aucune altération apparente. Toutefois on ne saurait douter que le lait ne soit alors plus ou moins profondement alteré, et qu'il ne doive exercer une action nuisible sur les nourrissons; l'expérience ayant appris depuis longtemps les effets nuisibles du colostrum sur les enfants au-delà d'un certain âge.

Les nourrices qui présentent cet état particulier du lait, sont surtout celles qui sont affectées d'engorgement du sein ou de toute maladie générale ou locale, capable d'apporter un trouble dans la sécrétion du lait ; il a été reconnu que le lait pris dans ces conditions causait quelquefois des accidents graves chez les enfants.

L'ammoniaque concentré rend sensible la matière muqueuse dont il a été parlé plus haut, en communiquant au lait une viscosité qu'il ne contracte pas, quand il est pur, avec ce réactif.

La richesse du lait, qu'il n'est pas possible d'apprécier rigoureusement par les moyens ordinaires, se conclut facilement et rigoureusement des expériences microscopiques, par le nombre et l'abondance des globules, qui sont toujours proportionnés aux autres éléments substantiels de ce fluide, le caséum et le sucre de lait, de manière que celui qui ne contient que des globules très-petits et rares est évidemment peu riche en principes nutritifs.

On constate aisément, au moyen de l'analyse

microscopique, la présence du sang et du pus dans le lait: d'abord, par la différence d'aspect et d'organisation des globules constituants des trois liquides, le lait, le sang et le pus (1), puis à l'aide de l'ammoniaque et de l'éther ; car, tandis que les globules du lait résistent à l'ammoniaque, ils sont entièrement solubles dans l'éther, et c'est précisément le contraire pour les globules du pus et du sang. (2)

Passons maintenant à l'étude chimique du lait.

(1) Les globules du sang sont plats, circulaires, renflés sur le bord et offrent au centre une petite dépression qui paraît tantôt claire, tantôt obscure, suivant la façon dont ils se présentent au microscope ; ils sont rouges.

Les globules du pus sont sphériques, grisâtres, pointillés et framboisés et un peu plus gros que les globules sanguins.

(2) Extrait d'un rapport présenté au conseil général des hospices de Paris, sur le traité du lait de M. Donné.

Examen chimique du lait.

Le lait de femme est alcalin ; on le reconnaît en y trempant un morceau de papier de tournesol, prealablement rougi dans un acide et bien séché.

L'analyse de ce lait, donne les résultats suivants, d'après MM. Vernois et Becquerel, qui ont pris la moyenne d'un grand nombre d'analyses.

DENSITÉ	1032 67
POIDS DE L'EAU	889 08
— DES PARTIES SOLIDES	110 92
— DU SUCRE	43 64
— DU CASÉUM ET DES MATIÈRES EXTRACTIVES	39 24
— DU BEURRE	26 66
— DES SELS PAR INCINÉRATION	1 38

Ces proportions sont rapportées à 1000 grammes. Voulant surtout être concis, je ne donne pas les résultats obtenus par d'autres chimistes ; ils diffèrent peu, du reste, de ceux que l'on vient de lire. Le lait comme on le voit est un produit complexe, véritable émulsion, contenant en suspension les matériaux les plus essentiels à la nutrition, du beurre, du caséum, du sucre et différents sels, substances qui suffisent aux besoins du nouveau-né.

Mais le lait n'offre pas toujours une composition chimique parfaitement indentique ; elle diffère dans bien des circonstances. Nous n'entreprendrons pas ici d'indiquer en chiffres ces différences de compositions ; elles peuvent cependant exercer une notable influence sur l'enfant qui tète. Je vais exposer quelles sont les conséquences tirées par les observateurs que nous venons de nommer d'une suite d'expériences faites avec autant d'habileté que de persévérance, et dont l'exposition rentre plus spécialement dans la nature de ce travail.

1° Le lait le plus convenable au nourrisson, est celui dont la composition se rapproche le plus de la moyenne physiologique ; page 143 ;

2° L'âge de la nourrice n'apporte pas de modification sensible dans la densité, le poids de l'eau et celui des parties solides. Une différence réelle n'existe qu'aux points extrêmes de l'échelle.

Le caséum, le beurre et les sels, de 15 à 20, et de 30 à 35 ans, marchent dans les mêmes proportions. Ailleurs, les rapports sont changés: le sucre ne subit pas la même influence.

Il y a dans le lait des nourrices âgées de 15 à 20 ans, beaucoup plus de parties solides que dans celui des nourrices de 35 à 40 ;

3° L'état colostral du lait augmente surtout la quantité du beurre ;

4° La composition du lait chez une nourrice de faible constitution, reste à peu près normale ; dans la constitution forte, le poids des parties solides diminue : le sucre et le caséum sont principalement atteints ;

5° La gestation chez les nourrices augmente, vers sa fin, la quantité des éléments solides du lait ; au début, elle n'altère pas sa composition ;

6° Le développement des mamelles n'exerce pas une influence appréciable sur ce liquide ;

7° L'influence de la menstruation des nourrice se résume ainsi : Les moyennes fournies par l'analyse des cas où existe la suspension des règles sont, à très-peu de chose près, les moyennes de l'état physiologique.

Les cas de coexistence ou de retour donnent un abaissement de densité, du poids de l'eau et du sucre, avec une élévation pour le chiffre des parties solides et de la caséine, pas de modifications pour le beurre et les sels.

La présence même des règles diminue la densité ; le poids de l'eau et du sucre augmente considérablement le poids des parties solides, c'est le caséum surtout qui profite de cet excès;

8° Le lait des femmes à cheveux noirs l'emporte en qualité sur celui des femmes à cheveux blonds, parce qu'il se rapproche davantage de la composition physiologique du lait, et que, comparé au lait opposé, élément par élément, il conserve partout la supériorité ;

9° Chez les nourrices convenablement nourries, la composition du lait est à peu près la composition physiologique. Le lait des nourrices très-mal nourries perd surtout en beurre et en caséum ;

10° Quand l'état de santé des nourrissons est satisfaisant, on ne trouve dans les chiffres qui représentent la composition du lait de la mère, que de très-légères différences avec celui de l'état normal. Quand, au contraire, le nourrisson est mal portant, il y a constamment abaissement de densité, diminution du poids de l'eau, augmentation des parties solides ne portant pas sur le sucre et le caséum, mais atteignant le beurre dans une proportion considérable ;

11° La grande quantité de lait chez la femme ne fait pas varier la densité ; le poids de l'eau diminue un peu, le sucre augmente légèrement, ainsi que le caséum ; le beurre et les sels perdent quelque chose.

Quand il y a peu de lait, en général, le poids de l'eau augmente ; dans les parties solides, le sucre et le caséum diminuent, le beurre augmente ;

12° Dans les maladies aiguës, fébriles, le poids des parties solides est surtout augmenté ; le beurre, le caséum et les sels s'accroissent, le sucre diminue dans la même proportion ;

13° Dans les émotions morales vives, et dans la fièvre typhoïde tous les éléments solides du lait diminuent, excepté la caséine qui garde à peu près son niveau. Le sucre continue à s'abaisser, et le beurre touche à un minimum très-inférieur ;

14° Dans les maladies chroniques, avec un peu ou pas de fièvre, la quantité d'eau diminue et les parties solides augmentent, la caséine diminue;

15° Dans le cas de tubercules pulmonaires avec diarrhée et amaigrissement, le poids des parties solides est considérablement diminué; c'est sur le beurre que porte toute la perte;

16° Dans le cas de syphilis, la densité s'élève extraordinairement, le beurre diminue et les sels augmentent (1).

Voyons maintenant quelle est la composition du lait de la vache, de la chèvre et de l'ânesse, comparée à celle du lait de femme :

	FEMME.—	ANESSE. —	VACHE. —	CHÈVRE.
DENSITÉ....	1032. 67	1034. 57	1033. 38	1033. 53
POIDS DE L'EAU	889. 08	890. 12	864. 06	844. 90
DES PARTIES SOLIDES	110. 92	109. 88	135. 94	155. 10
DU SUCRE....	43. 64	50. 46	38. 03	36. 91
DU CASEUM ET DES MATIÈRES EXTRACTIVES .	39. 24	35. 65	55. 15	55. 14
DU BEURRE...	26. 66	18. 53	36. 12	56. 87
DES SELS PAR INCINÉRATION..	1. 38	5. 24	6. 64	6. 18

(1) Voir, pour plus de détails et pour les chiffres, l'excellent travail de MM. Vernois et Becquerel : *Du lait chez la femme*, Paris 1853.

On voit, d'après ce tableau, que le lait d'ânesse est, ainsi que nous l'avons dit, celui qui se rapproche le plus par sa composition du lait de femme, et qui pourrait, par conséquent, lui être substitué avec le plus d'avantages.

Je termine ces quelques données scientifiques sur le lait en faisant observer qu'il existe encore beaucoup de points obscurs dans la physiologie et la pathologie de ce liquide, dans ses altérations chimiques et physiques. Car, outre qu'en toute chose il est un premier élément qui échappera toujours à nos investigations, nous devons ne point nous faire illusion sur l'état d'enfance dans lequel se trouvent encore nos sciences, nées d'hier. On est forcé de convenir que ce que nous savons sur le lait est de peu d'importance, relativement à ce qui nous reste à apprendre. Ainsi, quand et comment saurons-nous de quelle façon le lait se forme dans la mamelle? Comment et en vertu de quelle loi lui arrivent ses éléments de composition? Qui nous expliquera pourquoi tel lait, parfaitement identique à tel autre au point de vue de l'analyse, produit des accidents chez un enfant, tandis que son analogue n'en produit pas? Le lait contient-il et peut-il transmettre, comme quelques-uns le croient, de la mère à l'enfant, certains virus, tels que le virus syphilitique, variolique, scrofuleux, etc.? Ce sont là autant de faits sur lesquels les hypothèses ont libre carrière, mais sur lesquels aussi l'observation directe ne nous a rien appris. Qu'il me suffise de signaler ces lacunes regrettables parmi nos connaissances acquises. Cependant nous devons être reconnaissants à la physique et à la chimie de ce qu'elles ont déjà pu nous apprendre, tout en conservant cette entière conviction que les sciences, en tant qu'on les considère dans leur expression, participeront toujours, comme tout ce qui est de notre être, du grand caractère de l'humanité, l'imperfection.

IMPR.

FIN.

TABLE.

FIN DE LA TABLE.

BIBLIOTHÈQUE IMPÉRIALE IMPR.

Lyon, imp. H. Storck

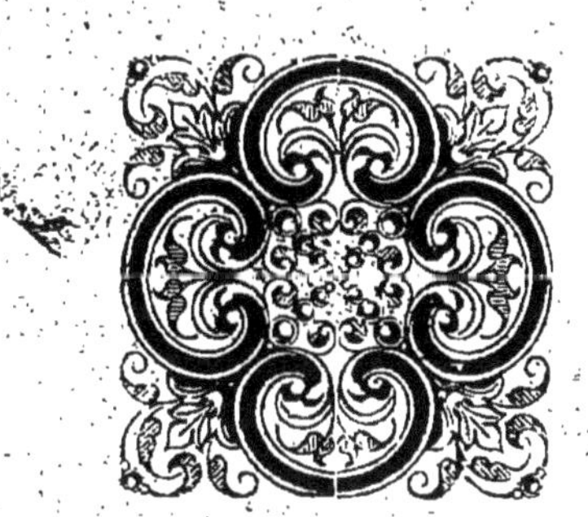

Lyon, imp. H. Storck.

www.ingramcontent.com/pod-product-compliance
Ingram Content Group UK Ltd.
Pitfield, Milton Keynes, MK11 3LW, UK
UKHW021154260726
13994UKWH00001B/444